ミス・ユニバース ジャパン ファイナリストが教える

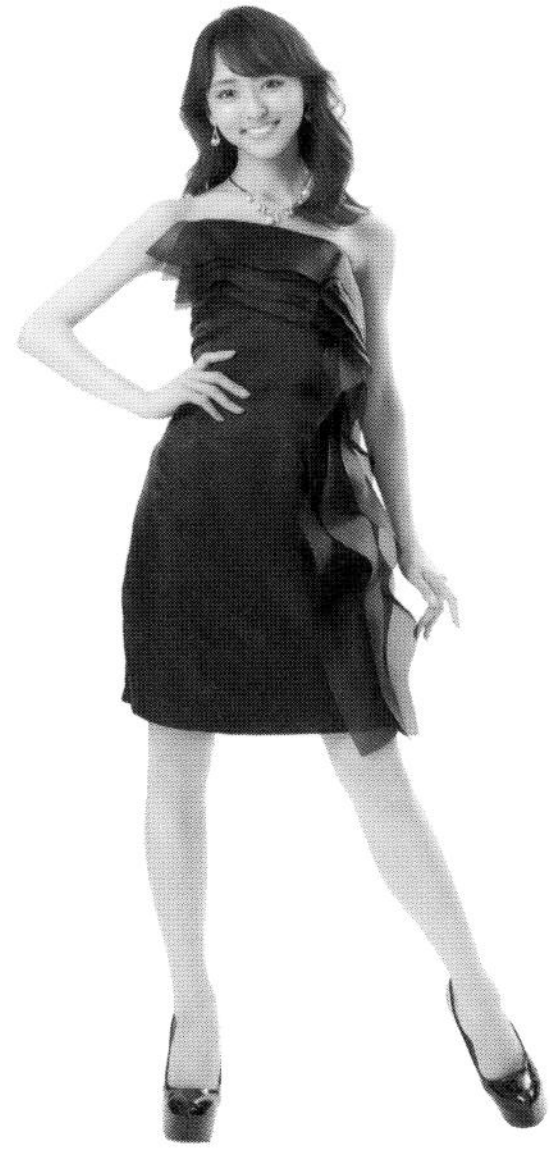

究極のやせる食事術

西村紗也香／著
岩崎真宏／監修
（管理栄養士・医学博士）

産業編集センター

はじめに

「さあダイエットするぞ！」と決意する時、まず思い浮かぶのが「食事量を減らす」ことだと思います。いまだに続く「糖質制限ブーム」の影響で、糖質を抜いたり、糖質の量を減らしたりしている人も多いと聞きます。シンプルで分かりやすいため、取り組みやすいのも分かります。もちろん食事量が減ることで体重は落ちてやせますし、ひとつのダイエット法としてはＯＫだと思います。しかし極端な糖質制限では、失うものも多く、何より長く続けることが難しいです。人によってはリバウンドをし、メンタルもやられ……「でもやせたい！」という思いから、また糖質制限→リバウンド……と、負のループ。食事法やダイエット法は数多あり、正解不正解はありません。その人の目的や性格、体質に合うものを選ぶのがいいと思いますし、私の考えが100％正しいダイエット方法でこれ以外が不正解、とも思っていません。ただ私は、過度な食事制限にとらわれてしまうぐらいの運動で身体に負担をかけ、病的な状態に陥ってしまうようなことはしないでほしいと、自分の経験上思っています。

身体の仕組みや原理原則を理解することで、「この栄養はこれぐらい食べても太らない！」「むしろこの栄養を摂るとお肌にこんな良いことがあるし、筋肉も作られるし太りにくくもなる！」と思えたり、「この栄養はお腹周りに脂肪が付きやすいから頻繁に食べるのはやめておこう！」と思えるようになりました。食品を善悪で考えるのではなく、理解して安心して食事ができるようになったことは、私の中ですごく大きかったです。安心して食べられることで、「美味しい！」と思うこともできるようになりました。今は毎食お米が無いと逆にソワソワしてしまうくらい、お米が大好きです！　流行っているダイエットにすぐに飛びつき、失敗を繰り返した挙句、摂食障害になったことはとても辛い時間でしたが、その経験があったからこそ、今、**身体のことを、食べることを、もっと大切にしたい**と思えるようになりました。

この本が、かつての私と同じように「正しい食べ方が分からない！」「もう食べないダイエットを続けるのは苦しい！」と思っている人の毎日が変わるきっかけになりますように。さあ、美味しく食べて、万年ダイエッターを卒業しましょう！

目次

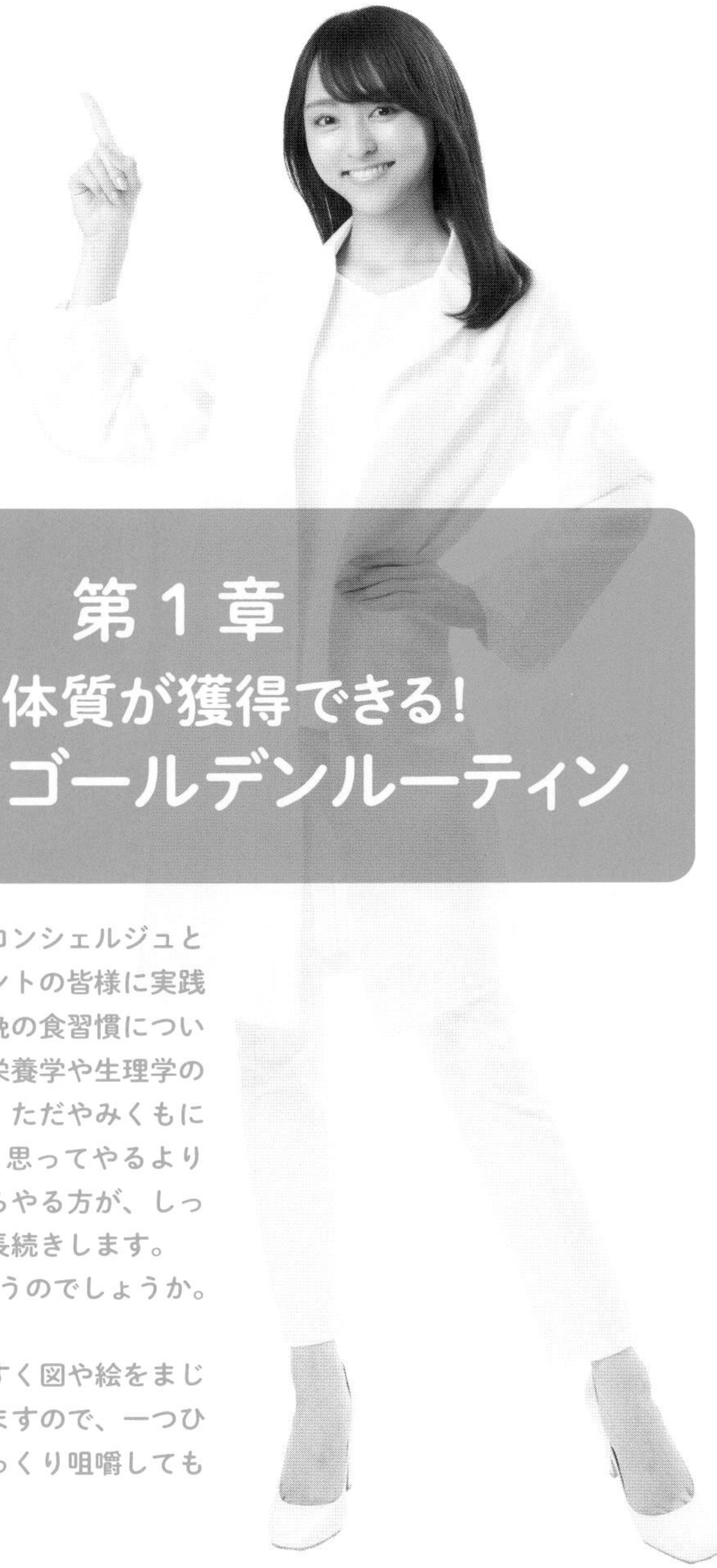

第１章 やせ体質が獲得できる！ 朝昼晩のゴールデンルーティン

この章では、私が栄養コンシェルジュとして学んだ後、クライアントの皆様に実践していただいている朝昼晩の食習慣についてお伝えしていきます。栄養学や生理学の要素も含まれていますが、ただやみくもに「これをやらなきゃ！」と思ってやるよりは、仕組みを理解してからやる方が、しっかりと頭と身体に定着し長続きします。

「腑に落ちる感覚」というのでしょうか。まさに私がそうでした。

できるだけ、分かりやすく図や絵をまじえてお伝えするようにしますので、一つひとつの項目について、ゆっくり咀嚼してもらえたらと思います。

朝のゴールデンルーティン

起きたらまず太陽の光を浴びる

私たちの身体には、**太陽光によって体内時計を整える**仕組みが備わっていることをご存知ですか？　それは時計遺伝子と言い、目の奥の視交叉上核という神経核で光を感じることで全身の細胞に時間を知らせてくれる仕組みです。

そのおかげで全身の細胞に活動スイッチが入り、**休息モードから消費モードに切り替わることで、代謝が上がり脂肪が燃焼しやすい**状態を作ってくれるのです。

人間の歴史をさかのぼって考えてみましょう。類人猿だった頃は電気もなければ時計もありませんでしたよね。それなのに、日の出と共に活動をし日の入りによって休息をする生活リズムが作られていたんです。

海外旅行などで時差ボケした時は太陽光を浴びると改善されると言われていますが、これも時計遺伝子のおかげ。全細胞が同じ時間軸にリセットされることで体内時計が整えられているのです。

起床後、代謝は自然と上がっていきますが、起きてまずカーテンを開けて太陽の光を浴びるだけで効率的に代謝を上げることができるので、明日から**起きたらまずカーテンを開ける**ことを朝のルーティンに加えましょう。すぐできるやせ体質作りです。

（ただし、太陽を直接見るのは目によくないので、目を閉じて光を浴びることをおすすめします）

光にはルクスという光の強さを表す単位があり、晴れた日の太陽光はとても強いルクスです（P11の「日常的に体験する照度（ルクス）表」を参照してください）。曇りや雨だと太陽光があまり感じられないため「浴びても意味がないんじゃないかな」とつい思ってしまいますが、大丈夫。**太陽さえ昇っていれば、太陽光はしっかり存在**しています。

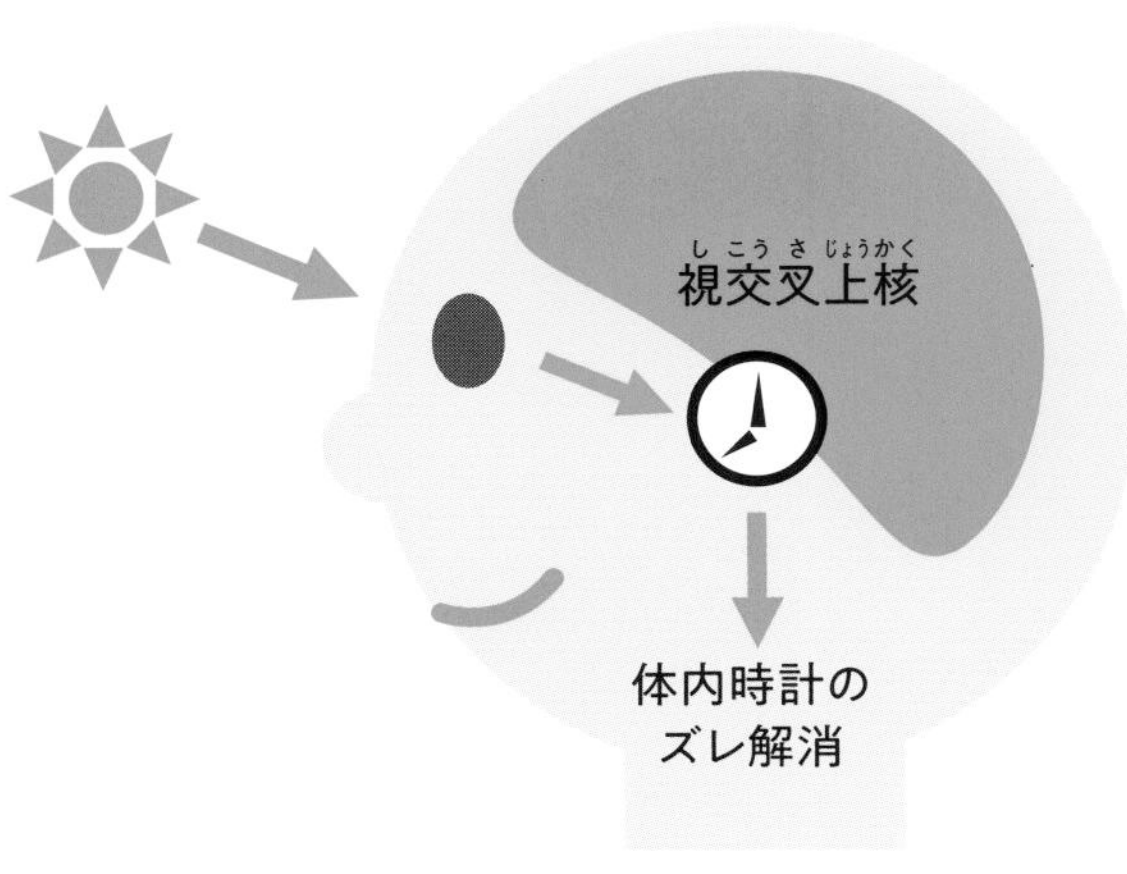

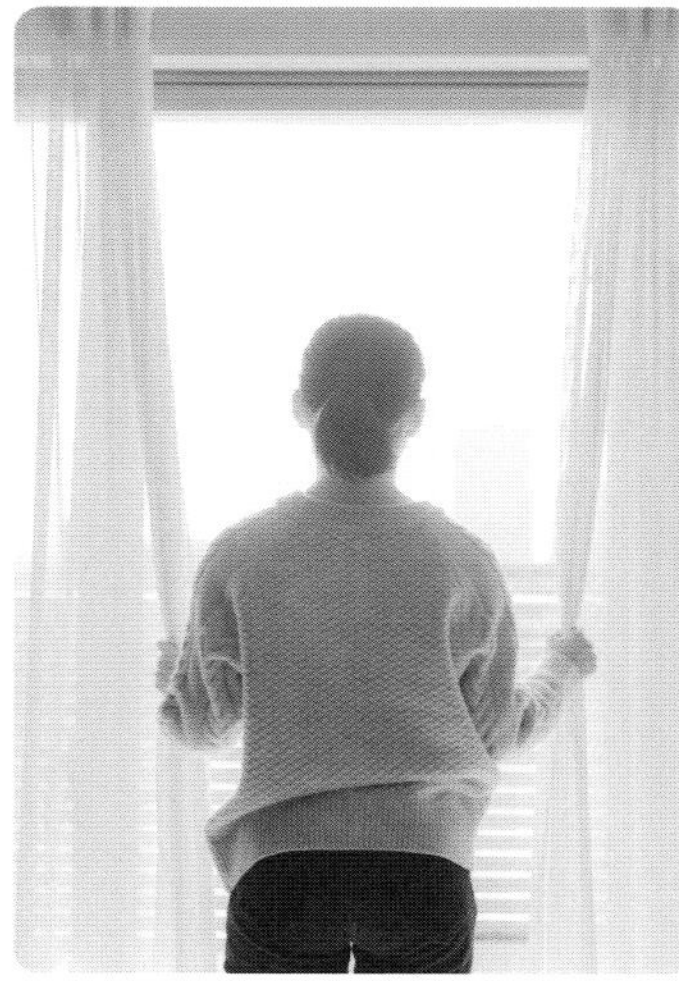

スマホの光や蛍光灯、白熱灯も、目の近くにあるととても眩しく光を強く感じますが、ルクスとしては弱く、曇りの日や雨の日以下の弱さです。電気の光ではなく太陽光を浴びることが大切なので、どんな天候の時でも、起きたらまずカーテンを開けて太陽光を浴びることをクセづけましょう。

一方太陽が沈むと、身体は次の日に備えてエネルギーの蓄積モードへ切り替わります。**夜は、糖質量や脂質量が多くなりすぎると日中に比べ太りやすい**仕組みになっているので、食事内容には十分気をつけましょう。

全ての人がそうとは限りませんが、日照時間が長い国と短い国を比較すると、日照時間が長い地域（アフリカやタイなど）では、消費モードの時間が長くなるため代謝が高くなり、比較的スラッとしている人が多いです。逆に日照時間の短い地域（カナダやモンゴルなど）では、太陽が早く沈んでしまうので蓄積モードが長く、がっしりとした体型の人が多いです。

日常的に体験する照度（ルクス）

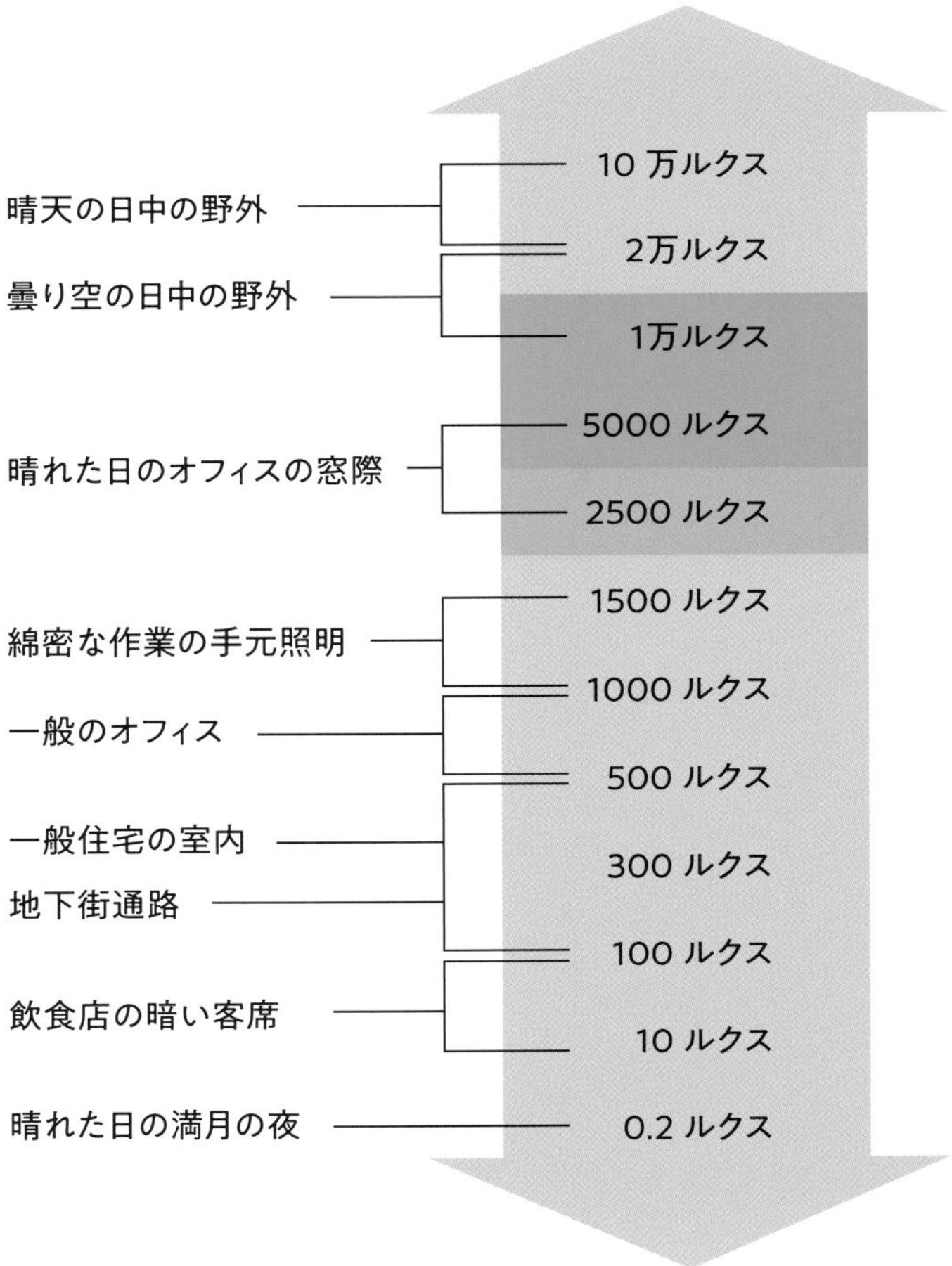
10 万ルクス
晴天の日中の野外
2万ルクス
曇り空の日中の野外
1万ルクス
5000 ルクス
晴れた日のオフィスの窓際
2500 ルクス
1500 ルクス
綿密な作業の手元照明
1000 ルクス
一般のオフィス
500 ルクス
一般住宅の室内
300 ルクス
地下街通路
100 ルクス
飲食店の暗い客席
10 ルクス
晴れた日の満月の夜
0.2 ルクス

「暑いからやせる、寒いから太る」ではなく、**「日照時間が長い、短い」**が**「やせやすい、太りやすい」を左右する**ので、冬に脂肪を溜め込みやすくなってしまうのも無理はありませんよね。

ちなみに、日本では夏と冬で日照時間がおよそ5時間ほど変わります。**季節に合わせて食事内容や運動量に気をつける**必要があることが、このことからよく分かります。

豆知識①

雨の日にテンションが上がらないのは、太陽光が弱くて細胞が活性化されにくいから！　気持ちの問題ではなく太陽の問題なのです！

豆知識②

夜はクリエイティブな時間！　アイデアは切羽詰まった状態より安心している状態の時の方が出てきやすいと言います。「夜ごはんを食べ終えてもう寝るだけ～」な、タスクから解き放たれる夜は、実はアイデアが浮かびやすい時間帯になるのです。

朝

朝ごはんは起床1時間以内に

ダイエットをする上で、絶対！　絶対！　絶対！　食べてもらいたいのが朝ごはん。私たちの身体は寝ている間にも、脳や内臓は止まらずに、生命維持のためにエネルギー消費をしています。起きている時よりはエネルギー消費量は減りますが、それでも前日に夜ごはんを食べたっきりなので、**朝起きた時は体内に残っているエネルギー残量はほぼ空っぽ**と考えてよいでしょう。

エネルギーが空っぽに近い枯渇状態では低血糖になってしまうため、グルカゴンというホルモンが分泌され血糖値を上昇させてくれます。このグルカゴンは肝臓に貯めているエネルギー（肝グリコーゲン）を分解して、血糖値を正常にしてくれるホルモンなのですが、朝の肝臓内には分解できるエネルギーがほとんど残っていないため、筋肉にも働きかけ筋肉を分解して肝臓で使えるエネルギーを作り出します。

筋肉分解から糖を作り出すことを「糖新生」と言います。この糖新生が活性化すると代謝が落ちてしまうので、長時間のグルカゴン分泌は避けたいところ。

起床して朝ごはんを食べるまでの時間が長く空いてしまえばグルカゴン分泌の時間も長くなってしまうので、遅くても**目が覚めてから1時間以内には朝ごはん**を食べましょう！

ライフスタイルによって難しい場合もあると思いますが、太陽光を浴びて細胞が連携して働き始めるのが、およそ起床から30分後。起床直後の朝ごはんよりも、起床30分後くらいの朝ごはんの方が望ましく、理想的な時間です！

また、日照時間によって代謝への影響もあるので、**日の出、日の入りの時間も併せて食事の時間を意識**すると、よりダイエットに特化した栄養コンディショニングとなります。

よく、「朝ごはんは食欲がなくて食べる気にならない」「前日の夜に食べ過ぎたから朝ごはんは抜いた方がいい気がする」という人もいますが、やせたいのであれば必ず！　食べましょう。

朝ごはんを抜けば前日に食べ過ぎたものをリカバリーできるイメージや、朝は食べていないからその分昼にたくさん食べても大丈夫！　と思いがちですが、身体には1度に処理できる栄養の量はほぼ決まっています。食べ過ぎた糖質や脂質は体脂肪に変わってしまうと、元の糖質や脂質の栄養素に戻ることはできず、肝臓のエネルギーとしてチャージされることもありません。それだけでなく、朝ごはんを食べなければエネルギーの空っぽ状態が長くなってしまうので「次の食事で必要以上に溜め込んでおこう!」と、身体が自ら脂肪合成を活性化させる状態を作ってしまいます。朝ごはんを食べる習慣がなかったり、お腹が空いていなくても、例えばコンビニおにぎりの半分でも良いので、2~3口のお米を食べることから始めてみてください。とにかく**朝ごはん抜きは太りやすいので大変危険です!**

朝ごはん

日の出から3時間以内に（遅くても10時までに）

※お仕事柄起床時間が遅く10時までに食べられないという人もいますよね。その場合は、朝ごはんからのカウントはやめ、昼ごはんからカウントを始めましょう。

昼ごはん

朝ごはんから5時間以上空けて6時間以内に

※どうしても5時間以内になってしまう場合は、P22を参照して下さい

夜ごはん

日の入から3時間以内に（夏は遅くても22時までに）

なおかつ寝るまでに2時間以上空ける

朝起きるのが遅いと、食事の時間にズレが生じてやせるスピードが遅くなってしまうこともあるので、なるべく生活リズムは崩さないようにしましょう。

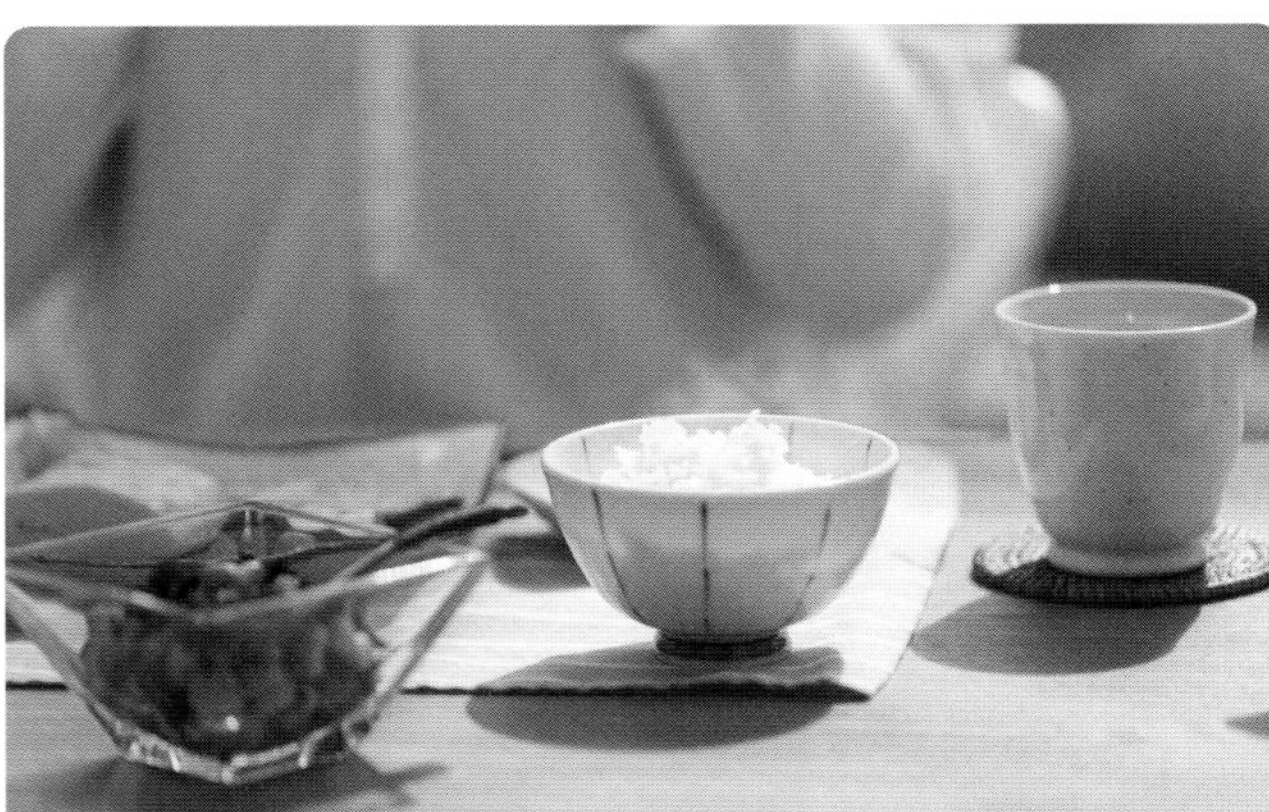

朝 痩せたい人こそ朝ごはんに糖質は必須

「糖質＝太る原因」そんなイメージを持ってしまう人は多いのではないでしょうか？大丈夫。**食べ方を心得て正しく摂取すれば、糖質はむしろ体脂肪燃焼のスイッチを入れる大切な栄養**になるんです。

まず、糖質とひとことで言っても種類がたくさんあります。身の回りによくある糖質は「ブドウ糖」「果糖」「ショ糖」「乳糖」など。これらは全て糖質（炭水化物）と呼ばれるものですが、実は構造がそれぞれ違っています。

糖質の材料をものすごく小さく分けると、炭素と酸素と水素といった元素からなり、糖質はこの3つがどのようにくっついているのかで種類が変わってくるのです。構造が違えば、体内での利用のされ方も変わるので、何の糖質を選ぶかがポイントとなります。

健康的に生きていくためにも、脳を働かせることはとても大切なことです。**脳のエ**

糖質の種類と主な食品

グルコース（ブドウ糖）
米、小麦粉、芋類など

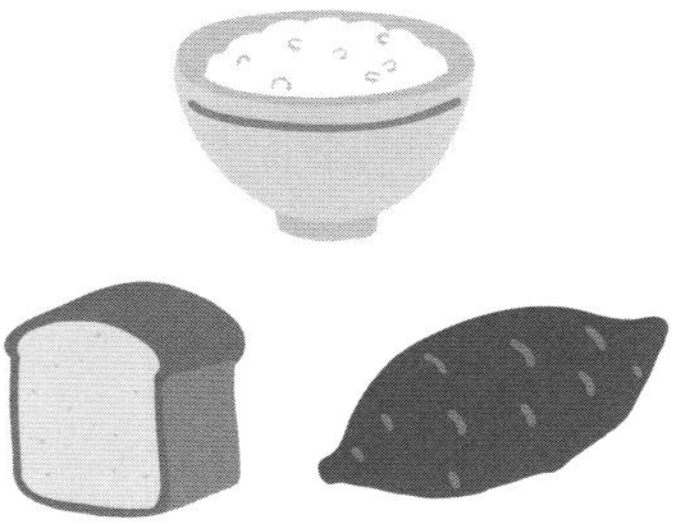

フルクトース（果糖）
フルーツ、はちみつなど

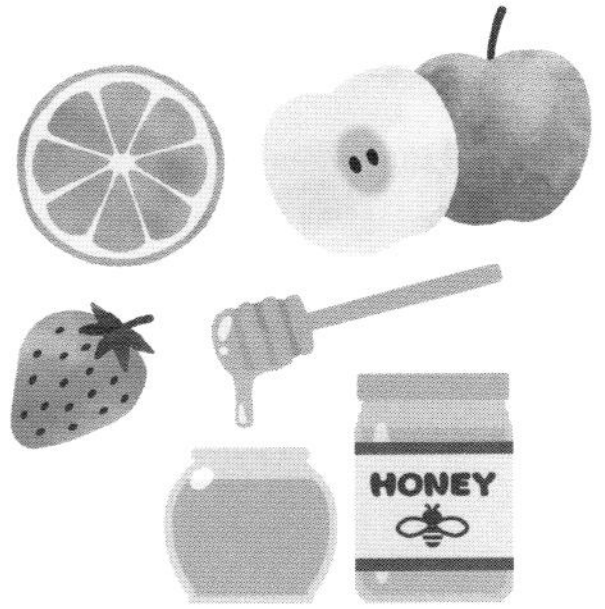

スクロース（ショ糖）
=グルコース+フルクトース
砂糖、黒糖、三温糖、オリゴ糖など

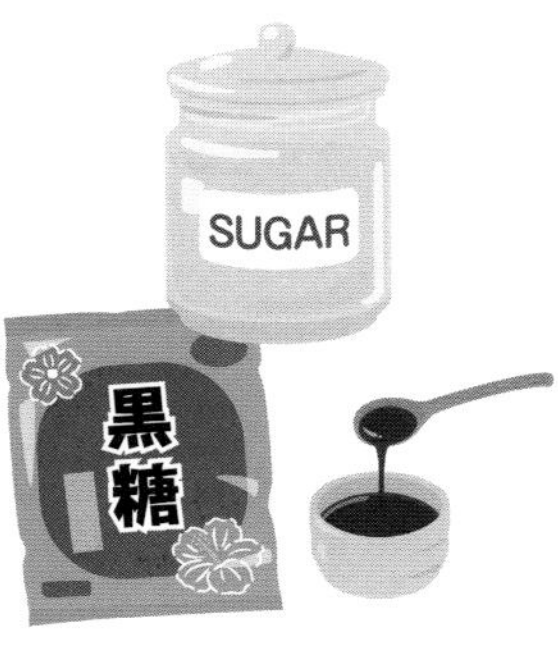

ラクトース（乳糖）
=ガラクトース+グルコース
牛乳、ヨーグルト、チーズなど

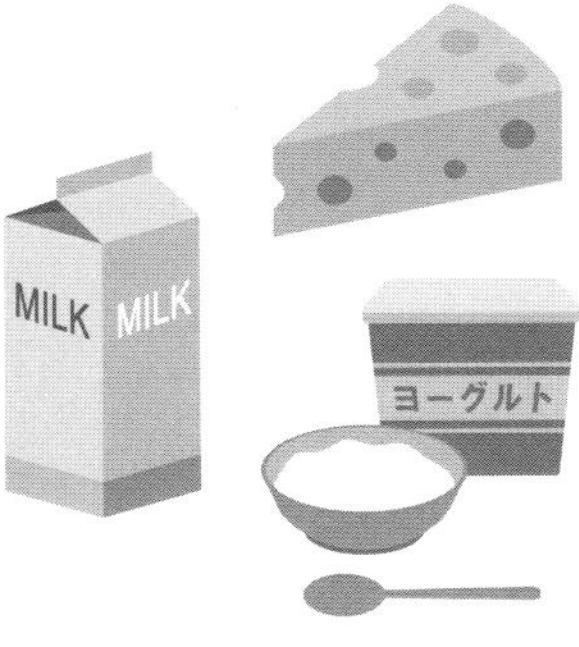

ネルギー源になる栄養素は、米や穀物類、芋類などの主成分になっているブドウ糖。ブドウ糖は、脳のエネルギー以外にも赤血球を作る材料にもなってくれるので、血液のためにも必要不可欠な栄養素と言えます。

肝臓には、ブドウ糖を摂るとエネルギーとして一定量貯められる仕組みがあります。これを肝グリコーゲンと言い、脳を働かせるためのバッテリーの役割をしています。バッテリーの大きさ＝肝臓の大きさなので、貯められる量はほぼ決まっていて、肝臓から溢れてしまうほどブドウ糖を摂ると体脂肪に変換されてしまいます。貯められる範囲内であれば太ることはないので安心しましょう！

ブドウ糖を摂るとだいたい2時間くらいかけて肝グリコーゲンという形で肝臓にバッテリーとして貯蔵されます。仮に満タンになったとして、少しずつエネルギー放出をすると、4時間

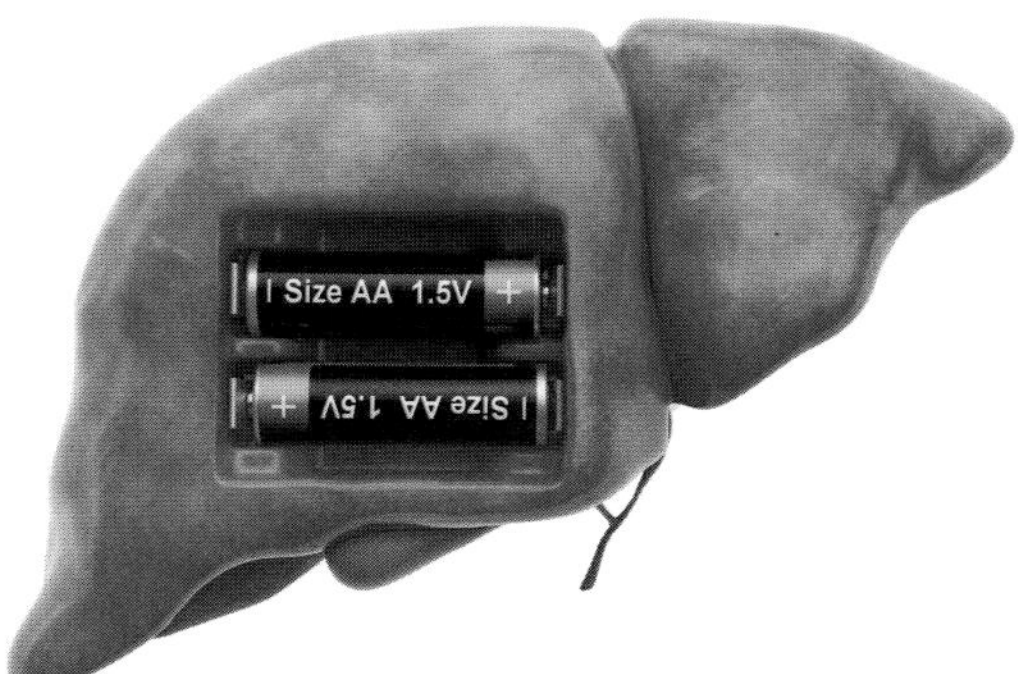

燃焼スイッチを入れるには

肝グリコーゲンが鍵

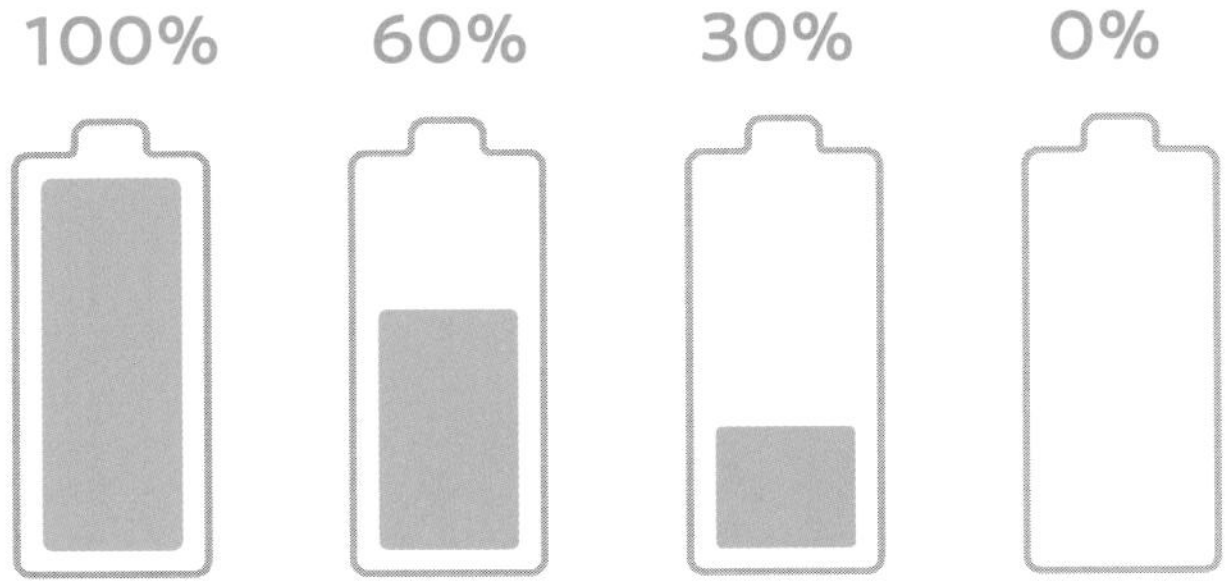

100%～60%　肝グリコーゲン放出メイン

60%～30%　**肝グリコーゲン放出メイン、**体脂肪燃焼

30%～　0%　**肝グリコーゲン放出**節約、**筋肉分解**活性、**体脂肪燃焼**活性

後くらいには残量が60%くらいに減っています。

１００%～60%までは肝臓に貯めているエネルギーをメインに使っていますが、60%を切ると、体脂肪を燃焼させてエネルギーを作るようにもなります。さらに時間が進み、このままのスピードでエネルギーを使うと早くバッテリーが切れて危険な状態になると身体が判断すると、省エネモードに切り替わります。

省エネモードの時は、肝臓のエネルギーをなるべく節約して、筋肉や体脂肪からエネルギーを作り出そうとします。**筋肉分解は基礎代謝を低下させてしまう原因になるため、なるべく避けたい**ところです。

同時に体脂肪燃焼も活性化するので、体脂肪を減らす目的から考えると30%以下の状態を作ることは有効と考えてしまいがちですが、脳のエネルギーが不足したり、赤血球が育たず貧血や生理不順、基礎代謝の低下を引き起こしたりと、やせたとしても不健康なやせ方になってしまうので、長い目で見るとおすすめはできません。

健康的にキレイにやせるためには、肝臓のエネルギー管理が体脂肪燃焼の要。朝ごはんには、肝グリコーゲンとしてバッテリーにできるブドウ糖を必ず摂るよう心がけましょう!

ちなみに、ブドウ糖は肝臓以外に、筋肉にも筋グリコーゲンとして取り込まれるため、アスリートやボディビルダーのように筋肉量の多い人は、たくさん食べても太りにくいと言えるでしょう。

朝

朝から食べても太らない糖質とその量って？

お米や小麦製品、芋類の主成分になっている**糖質（ブドウ糖）は、肝臓でエネルギーとして貯めておける量であれば太らず安心して食べられる**上に、体脂肪燃焼のスイッチも入れてくれるんです。やせたい人にこそしっかり食べてもらいたい糖質ですが、では実際どのくらいの量なら肝臓から溢れない量として食べても大丈夫か……？

女性の肝臓は約1.3kg。肝臓1gに対して約50mgのブドウ糖を貯められるので、その場合、最大約65gのブドウ糖を貯めることができる計算になります。しかし常に中身が空っぽなわけでもなく、残量が確認できるわけでもない。それを踏まえ、かつ肝臓から溢れさせない量、脳神経を働かせるための最低量、体脂肪燃焼ができる時間の確保などを鑑みると、**ダイエット中の1食で摂るべきブドウ糖は、おおよそ35～40gが目安。**

この量であれば毎食食べても太ることはなく、体脂肪を燃焼する時間も作れるの

ブドウ糖35～40gが摂れる食事量の目安

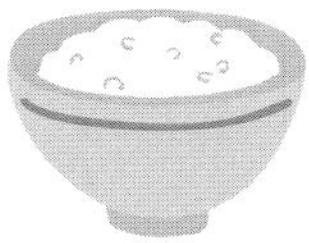

白米、玄米、雑穀米
コンビニおにぎり１個分
（約 100g）

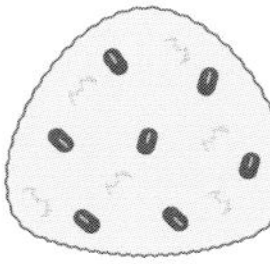

もち米
コンビニおにぎり１口残し
（約 80g）

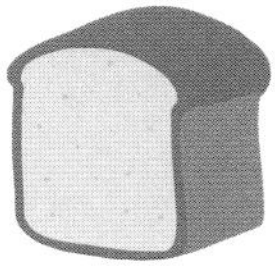

食パン
６枚切りの１枚
（約 60g）

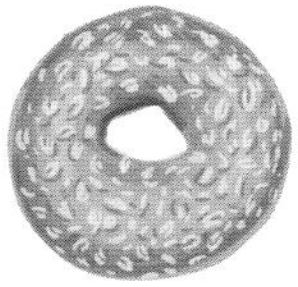

ベーグル
2/3 個（約 60g）

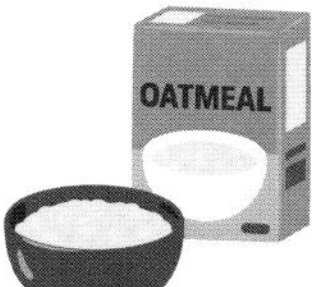

オートミール
大さじ６（約 60g）

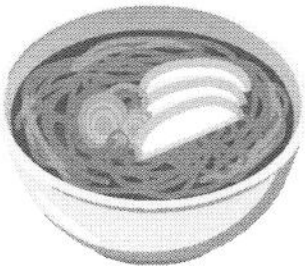

そば
2/3 人前
（茹でて約 120g）

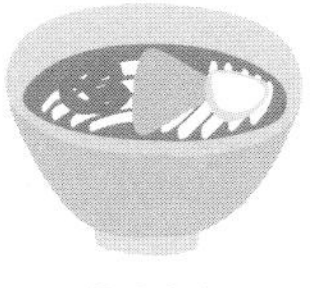

うどん
2/3 人前
（茹でて約 150g）

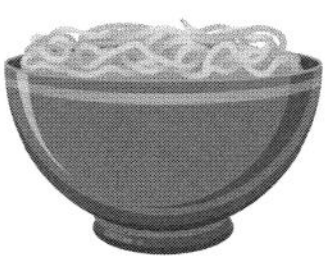

中華麺
1/2 人前
（茹でて約 110g）

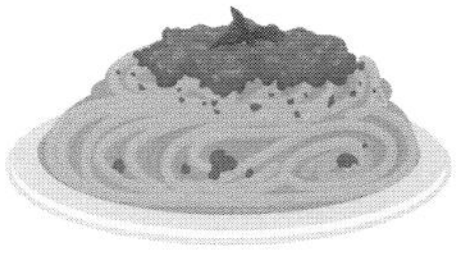

パスタ
2/5 人前
（茹でて約 100g）

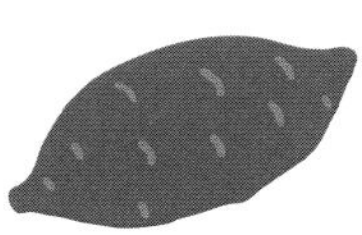

さつまいも
2/3 本くらい
（生の状態で約 120g）

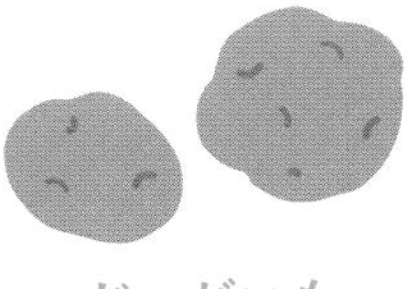

じゃがいも
手のひらサイズ２個
（生の状態で約 200g）

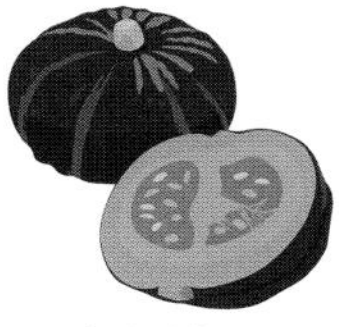

かぼちゃ
煮物サイズ約６個
（生の状態で約 180g）

で、日々の食生活の参考にしてみてください。

ブドウ糖以外の糖質でもエネルギーになり得ますが、**肝臓でエネルギーとして貯めておくことができるのはブドウ糖だけです。**

糖質が摂れるなら何でもいい、というわけではありません。

フルーツや菓子パンなどに多く含まれる果糖やショ糖、ヨーグルトや牛乳などに含まれる乳糖などは、エネルギー不足の時は素早くエネルギーになってくれますが、ブドウ糖主成分の食品を食べていればわざわざこれらを摂る必要もないですし、エネルギーになれなかった分は問答無用で体脂肪に変わってしまいます。

そんな理由から、私はいつも栄養コンサルティングの時に、ダイエット中の糖質はブドウ糖から摂ることをおすすめしています。

ブドウ糖を摂ることでインスリン分泌がされます。インスリンはグルカゴンと拮抗しているため、**朝ごはんのブドウ糖摂取は、グルカゴンの分泌を抑制する**ためにも必須なのです。

豆知識①

インスリンとは、すい臓で分泌される、血糖値を調整してくれるホルモンです。

豆知識②

肝臓では糖をエネルギーにすることはできないので、脂肪酸をエネルギー源としています。MCTオイルの主成分である中鎖脂肪酸は、肝臓で素早くエネルギーになる特徴があるので、「ダイエット中に取り入れると肝臓の代謝が良くなり燃焼しやすい状態を作れそう！」「痩せやすくなりそう！」と考える人もいます。ただ、普通に食事をしていればエネルギーは確保されていますし、肝臓に入ってきた中鎖脂肪酸をエネルギーにできても、わざわざエネルギーになるものを取り込んでいれば、蓄えている体脂肪は結局エネルギーにすることができないので、体脂肪のままになってしまうケースがほとんど。むしろ脂肪肝の原因になりかねないので、通常の食事にMCTオイルを取り入れることはおすすめしません。

朝

朝ごはん前に運動をすると太ってしまうのはなぜ？

生きるためのエネルギー源である肝グリコーゲンは、睡眠時にも生命維持のために少しずつ放出されています。**起床時は前日の夜ごはんでチャージされたきり**残量がほとんどない、いわば空っぽの**枯渇状態**に近いと言えます。

肝グリコーゲンが枯渇状態では低血糖になってしまうため、グルカゴンが分泌されて血糖値は安定しますが、その状態が続くと自動的に省エネモードにシフトしてしまいます。**省エネモードのままで食事をすることは、脂肪合成を活性化させる**ことに繋がります。そう、つまりは太りやすくなってしまうのです。

肝臓はバッテリーです。スマートフォンでもバッテリー残量が少なくなると、省エネモードに切り替わり極力エネルギーが消費されないようになりますよね。さらに残量が減り慌てて充電すると、あまり時間が経っていないにも関わらず、一気に40％くらいまで充電されている！　なんてびっくりすること、ありませんか？　これは省エネモードから急速充電されたからで、これと同じようなことが身体の中でも起こっています。

朝は肝グリコーゲン残量が少なくなっているので、必ず朝ごはんを食べてから運動をしましょう。朝ごはん抜きの運動はお相撲さんがしていることと似ていて、起床後に朝稽古を行い、その後たっぷりの朝ごはんを食べることで効率的に体脂肪を増やしています。

どうしても朝に運動をしたい場合は、食事開始から30分後くらいに少し息切れするくらいの運動を10～15分ほど行うことがおすすめです。血糖値が緩やかに上昇するので太りにくくなります。これは朝以外でもOKなので、食事の時間間隔が長く空きすぎてしまった時などにも血糖値の乱高下を抑えるために有効です。

体脂肪を燃焼させたいのであれば空腹時の運動はおすすめですが、朝ごはん以外のタイミングにしましょう。

自分の肝臓内にどのくらいの肝グリコーゲンがあるのかは確認ができないので、朝はほぼ確実に枯渇していると想定しておくのがベターです！

朝

寝坊した時の朝ごはんとして適しているもの、適していないもの

朝ごはんの時間が遅くなれば省エネモードの時間が増えてしまうので、その後の食事で脂肪合成を活性化させてしまいます。1時間以内に食べることがどうしても難しい場合は、少しでも良いので何かしら朝ごはんを食べるように努力しましょう！

朝は低血糖にならないようにグルカゴンが分泌されますが、糖新生が促進されてしまうのでなるべく早く分泌を止めたいホルモンです。

グルカゴンはインスリンと拮抗しているため、インスリン分泌がされればグルカゴン分泌は止まります。インスリン分泌がしっかりできる栄養はでんぷんを含む「ブドウ糖」なので**時間がない場合は、ブドウ糖主成分の食品だけでも食べる**ようにしましょう！

理想の朝ごはんは、主食・主菜・副菜で5大栄養素のバランスが整っているメニューですが、寝坊して時間がなかったりゆっくり食事の用意をすることが難しい場

合は、手軽にブドウ糖が摂取できる食品でもよいです。

特に、保存ができて常にストックできるような、**甘栗・干し芋・甘酒・おせんべいは便利**です。

インスリン分泌には最低でも約15gの糖質（ブドウ糖）が必要なので、せめて60〜80kcalくらいの糖質は摂るように意識した方が安心です！　イメージは**手の平1枚分に乗るくらいの主食**！（2〜3口分）一口だけなど量が少なすぎると、肝グリコーゲンにチャージできず十分なインスリン分泌に至りません。

選ぶときの注意点

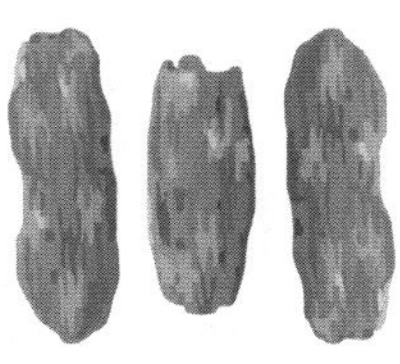

干し芋

砂糖がかかっているものも売っていますが、あくまでも原材料表示が「さつまいも」だけのものに!

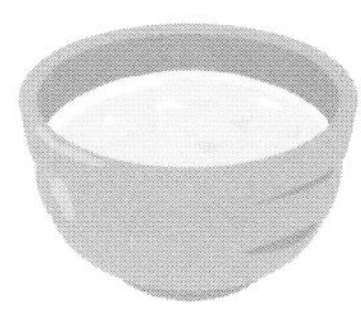

米麹の甘酒

酒粕の甘酒は砂糖がたっぷりと入っているので、米麹で作られた甘酒を!

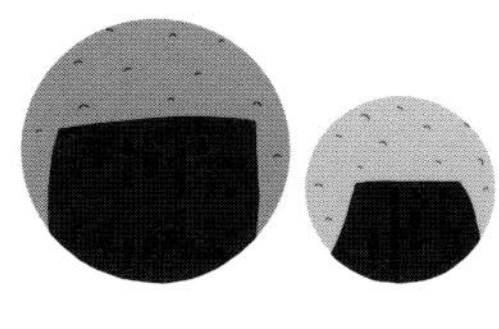

おせんべい

油を使って作られているものは余計な脂質を摂取してしまうため、焼いてあるだけの醤油せんべいや塩せんべいがおすすめ!

朝ごはんに適していないもの

ブドウ糖が含まれない食品

何でも良いからとりあえず朝ごはんを食べれば良いのではありません。ブドウ糖が主成分の食品を意識的に選ぶよう、心がけましょう。

朝ごはんにおすすめしないメニュー

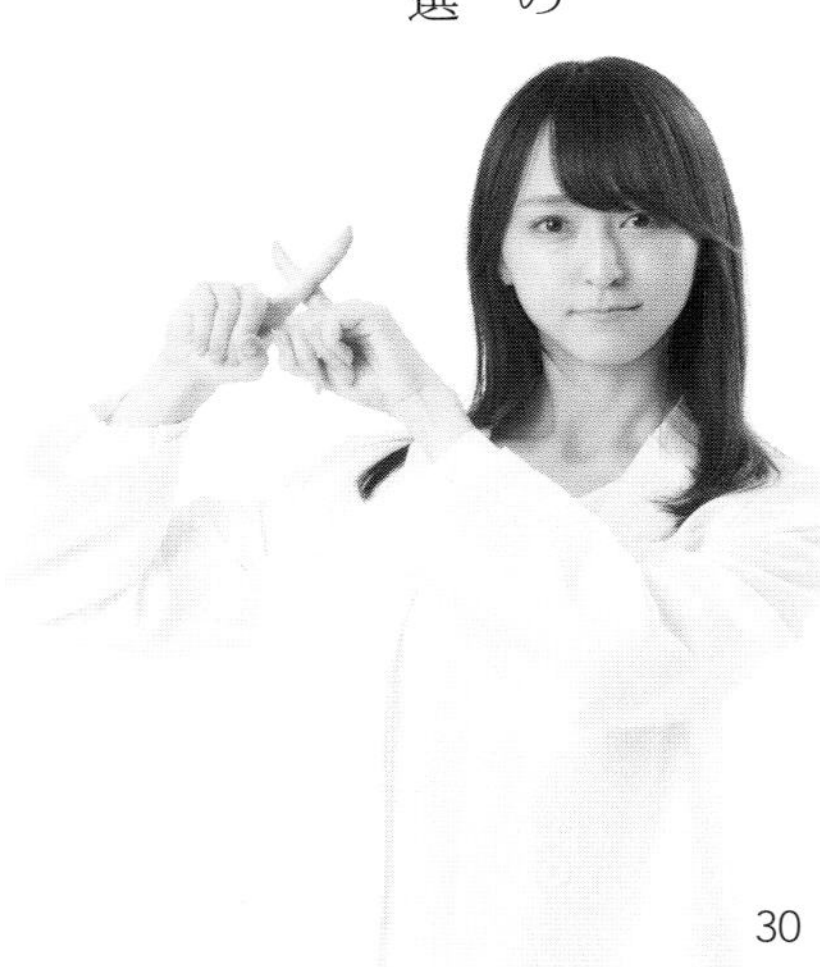

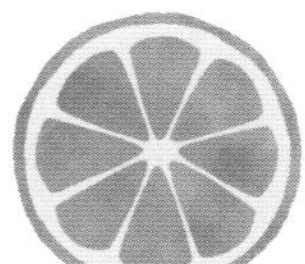

フルーツ

ブドウ糖も含んでいますが、**果糖も含む**ので、お腹周りの内臓脂肪が溜まりやすい特徴があります。低カロリーでも糖質の種類によって身体への影響は変わるのでぽっこりお腹を凹ませたい場合は控えましょう。

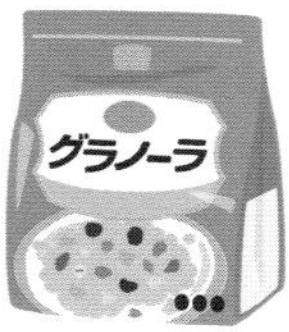

グラノーラ

果糖主成分のメープルシロップや蜂蜜で**コーティングした穀物**なので、果糖を多く含みます。

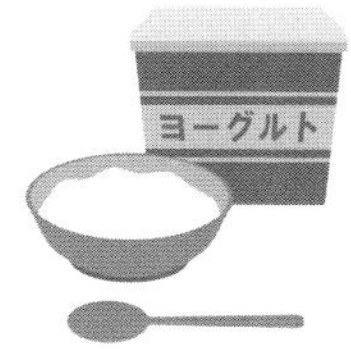

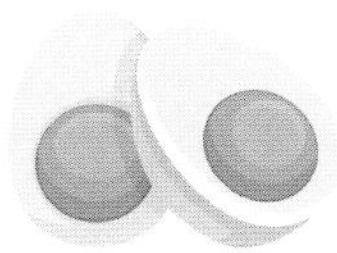

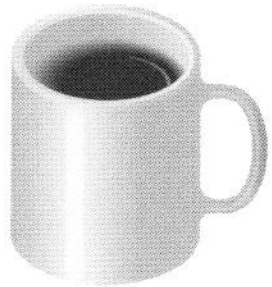

ヨーグルト

乳たんぱくが摂れますが**乳糖といった糖質も含まれていて**、乳糖は肝グリコーゲンとして貯めることができません。ブドウ糖が主成分ではないのでダイエット中は控えましょう。

プロテイン

主成分はたんぱく質です。ブドウ糖も一緒に食べましょう。

ゆで卵

糖質が含まれていません。ブドウ糖も一緒に食べましょう。

バターコーヒー

バターは**脂質が主成分**の食品なので、消化に時間がかかります。腹持ちが良いような感覚にはなりますが、肝グリコーゲンは枯渇したままです。

胃に何か入ればお腹は満たされますが、肝グリコーゲンのチャージができていない状態。脳へのエネルギーが不足したままなので、空腹を感じてしまい「何かエネルギーになるものを食べてくれー！」と脳が指令を出します。間食をしてしまう原因を作っているようなものなのです。

うっかり寝坊して**朝ごはんを抜いてしまうと、昼ごはんでの吸収が高まってしまう**ので、正しくきれいにやせるためにも、朝のブドウ糖は必ず！ 食べるようにしましょう。

豆知識

同じ糖質でも、乳製品によく含まれているラクトース（乳糖）は、グルコース（ブドウ糖）の半分くらいのインスリン分泌で、果物や砂糖などに含まれるフルクトース（果糖）は、ほとんどインスリン分泌しないので、糖質の種類の選択には気をつけましょう！

朝

フルーツやスイーツはお米の3倍のスピードで体脂肪になる!?

フルーツにはブドウ糖と果糖の両方が含まれています。ブドウ糖を摂取することはできるものの、そのフルーツにどのくらいの割合で含まれているのかは分かりません(糖度とは別物)。ダイエット中は計算が煩雑になってしまうので**フルーツは控えることがベター**です。

ブドウ糖は肝グリコーゲンとして貯蔵され、筋グリコーゲンとしても貯蔵ができますが、そのどちらにも入りきらなかった分は脂肪細胞に取り込まれます。しかし、果糖は肝グリコーゲンにも筋グリコーゲンにもなれないので、脂肪として蓄えられやすい性質なのです。ブドウ糖は①肝臓②筋肉③脂肪の3つの行き先があるのに対して、運動をしていない安静時だと果糖は脂肪を行き先にしてしまうため、ブドウ糖の3倍のスピードで内臓脂肪になりやすい糖質と言えます。

糖質の吸収経路は、胃→小腸→血管→門脈→肝臓→心臓→全身、と循環されます。果糖の場合、筋肉に入れない。肝臓にきてもグリコーゲンになれない。そうなると、肝臓や肝臓の周りから優先的に体脂肪として蓄えられてしまうため、**ぽっこりお腹の原因**になってしまうのです。

ただ、果糖も体内のエネルギーが飢餓状態レベルで不足してしていれば、肝臓で代謝されてエネルギーに変換されるので、必ずしも体脂肪になるわけではありません。特に運動中は、果糖は筋肉でのエネルギーとしてブドウ糖より早く利用できるので、目的に合わせて糖質の種類を選択することは大切です！

とは言え、おそらくこの本を読んで下さっている皆様は、「痩せたい！」「体脂肪を減らしたい！」そんな方がほとんどだと思います。エネルギーとして放出できれば果糖を食べても太る心配はありませんが、果糖がなければ蓄えている体脂肪をエネルギーとして使える。つまり、**体脂肪を減らしたい目的であれば、あえて果糖を選択する必要はない**。ここを誤解しないようにしましょう。

ブドウ糖と果糖の大きな違いは、インスリンの分泌量です。インスリンは「太るホルモン」というイメージを持たれている方もいるかもしれませんが、実は血液中の糖を全身に運ぶ働きをしてくれています。ブドウ糖はインスリンの分泌を強く促すことがてきる糖質のため、肝臓では肝グリコーゲンに、筋肉では筋グリコーゲンとして貯蔵できる、頼もしい存在なのです。

ブドウ糖と果糖の違い

ブドウ糖	果糖
血糖となり エネルギーに なりやすい	摂取直後に 運動などした場合は エネルギーとして 利用可能
肝グリコーゲン、 筋グリコーゲン、 として貯蔵可能	貯蔵することは できない
インスリン分泌を する	インスリン分泌を ほとんどしない
過剰摂取は 体脂肪として貯蔵	ブドウ糖と同じ カロリー摂取をすると 内臓脂肪が 3倍のスピードで増える

昼のゴールデンルーティン

ダイエット中の昼ごはん選びには5つのポイントをおさえる

ダイエット中の食事はどうしても低カロリーに！　と意識してしまいがちです。摂取カロリーが消費カロリーより少なくなればやせるものの、カロリー管理だけで食事を選んでしまうことはリスクもあります。例えば栄養バランスが崩れてしまうことでしまうと、身体に不調が出たり、かえって代謝を落とす間違った選択になる可能性もあります。

食べない選択ではなく、何をどう食べていくのか？　**食べてキレイに体脂肪を減らすための**食べ方のポイントを日々のメニュー選びの参考にしてみてください。

1 ベジタブルファースト

野菜、海藻、きのこ類など、食物繊維が摂れる食品を最初に食べるようにしましょう。糖質の吸収スピードが緩やかになり、血糖値の急上昇を抑制します！ 前の食事から時間が空きすぎてしまうような時には、特に意識してたっぷり取り入れることが理想です。

食物繊維は体内で消化吸収できない栄養素。小腸の下の方までゆっくり移動するため、満腹感が持続しやすい特徴もあります。さらに、**食物繊維を最初に食べるだけで、GLP-1というホルモンが分泌されて、神経を介した強い食欲抑制効果もあるので、**ダイエットにおいて良いことだらけなのです！

ダイエット中の食事では、最低でも毎食1品以上は取り入れるようにしましょう。量が少な過ぎてしまうと効果が不十分です。手の平2枚分に乗るぐらいが理想的な量と覚えておきましょう。

迷ったらコレ!

カット野菜

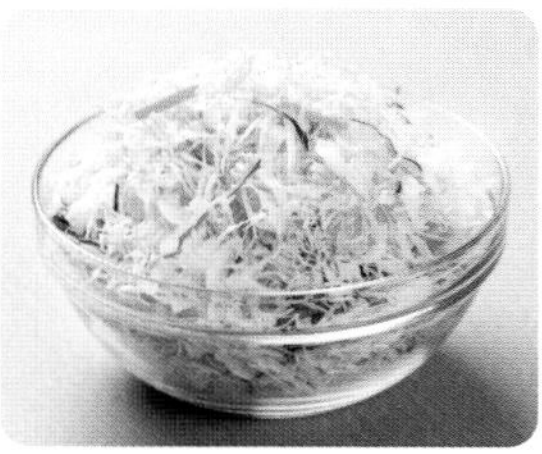

いつでもどこでも手に入れやすいのが◎。しっかり噛むことで満腹感もUPします!

②

炭水化物の摂取は、1食でブドウ糖35～40gが目安

ダイエット中に摂りたい炭水化物は、お米が理想的ですが、好みによってパンや麺類、芋類を選択してもＯＫ！　ただ、パンには余計な脂質が入っていることは覚えておいてください。（ブドウ糖の目安量は23ページを参照してください）

1食分のブドウ糖摂取量が少なすぎると、エネルギーが不足して筋肉量が減ったり、その後の食事で脂肪合成を促進してしまう原因にもなります。炭水化物を減らせばやせると思いがちですが、かえって脂肪が増えることにもなりかねません。ダイエット中こそ生きるためのエネルギーになる糖質を摂取していきましょう。

迷ったらコレ！

コンビニのおにぎり

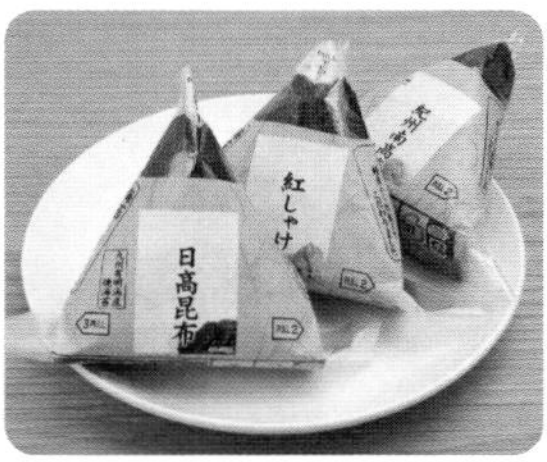

ほとんどのコンビニのおにぎりはだいたい100gでブドウ糖35～40gです。外食でも量が分からないときはコンビニおにぎりの大きさを思い出して食べましょう!

3 たんぱく質は1食20g前後を意識

ダイエットが目的の食事と、筋肉を増やすことが目的の食事では、内容が異なります。体脂肪を減らすために、わざわざ高たんぱく質の食事にする必要はありません。年齢、体格、運動量などによって個人差はありますが、厚生労働省が定める日本人の食事摂取基準の推奨量で**たんぱく質は、18歳以上の女性は50g/日。これを3食で割ると1食約17g**です。女性の場合はこの量を目安にしましょう。たんぱく質の過剰摂取は、腎臓に負担がかかるのでおすすめしません。

迷ったらコレ!

白身魚の切り身

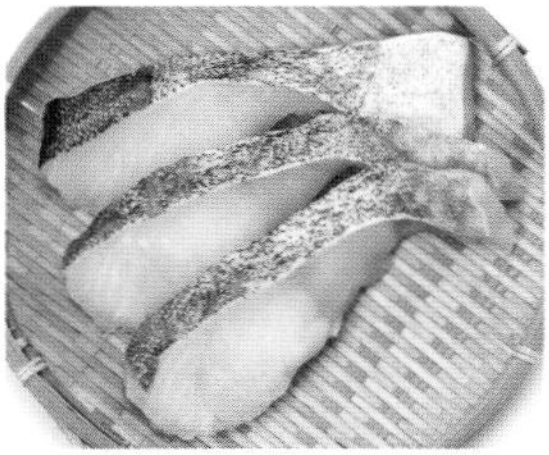

脂質が少なく1切れでたんぱく質は約20g摂れます。真鯛、鱈、赤魚などでOK!

4 脂質は1食15g以下に

脂質は、糖質やたんぱく質に比べて2倍以上のカロリーになります。体脂肪として蓄積されやすい栄養素なので、ダイエット中の摂取は1食15g以下になるような工夫が必要です。

厚生労働省の脂質摂取基準でも、1日の摂取エネルギーの20～30%となっています。ダイエット目的であれば20%と考えてOKなので、この量は超えないように気をつけましょう！

1食に対して脂質が30g以上になる食事は「高脂肪食」といい、太る可能性が非常に高いです。揚げ物や炒め物、外食では脂質があっという間に30gを超えてしまうので、調理法などにも気をつけて選択してみましょう。

良質な脂質と言われるものに、アマニ油やエゴマ油、オリーブオイル、ココナッツオイルなどがありますが、栄養素としては脂質に

迷ったらコレ！

脂質量の計算方法

市販品であれば栄養成分表示で脂質量が確認できますが、自炊や外食で分からない場合はネットで検索してみましょう。食品のカロリーなど栄養素が検索できるサイトもたくさんあります。全く同じ食品でなくても似ているものであればだいたいの目安になるので参考にしてみてください。カロリーSlismが見やすくておすすめです！

変わりなく、それぞれ身体にとってメリットもあるものの摂りすぎれば蓄積されるので、体脂肪を減らしたいタイミングにあえて追加する必要はありません。摂取するのであれば、1食15g以下の脂質量から超えない範囲で選択しましょう。

5 カーボフィニッシュ

食事の最後はカーボ（糖質）で終わらせることが理想です！　とは言え、「ベジタブルファーストをして、おかずを食べ切ってからお米だけを食べる」というのは美味しい食事にならないと思うので、**いきなり糖質から食べ始めるような食事にはならないように！**　とだけ気をつけていればOKです。

牛丼や、パスタ、カレー、麺類などをいきなり食べるような食事は、カーボファーストになりやすいです。必ずサラダなどの単品メニューを追加するか、どうしても追加できるメニューが無い場合は1口につき30回噛んで食べるようにしましょう。

迷ったらコレ!

定食メニュー

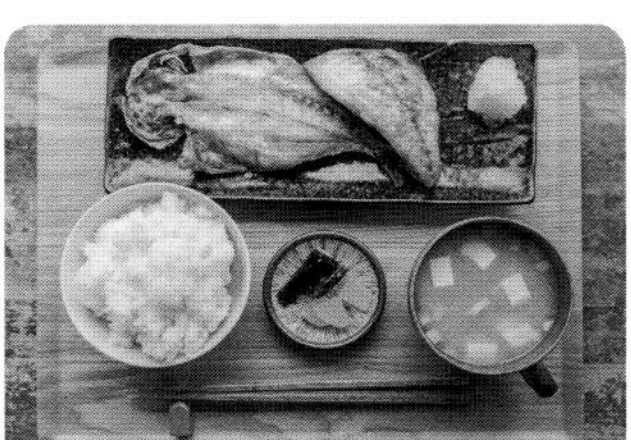

定食は、主食・主菜・副菜のバランスが自然と取れるメニューです。特にお肉とお魚が選べる場合、お魚料理の定食が良いですね！刺身定食、焼き魚定食などが食べられるお店を探してみてください。

昼 コンビニ食の選び方

「自炊じゃないとやせない？」そんなことはありません。コンビニ食でも賢く選べば、栄養バランスが良く、かつ満足度の高い1食になります。

ベジタブルファーストベスト3

まずは食物繊維が主成分の食品を最初に食べる習慣をつけましょう！**野菜・海藻・きのこ類**であれば何でも良いので好みのもので取り入れて下さい。ただし、調理油の有無や味付けのチェックも忘れずに行いましょう。

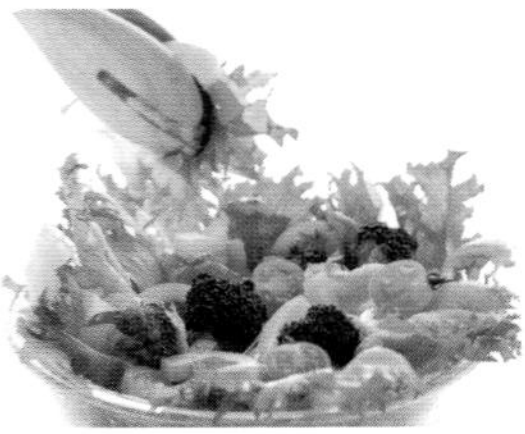

サラダやカット野菜

サラダにドレッシングを使う場合はノンオイルを用意しましょう！オイル入りのドレッシングは1食分で脂質が10g前後になってしまいます。

ポテトサラダや長芋サラダは、主な食材であるジャガイモと長芋が芋類

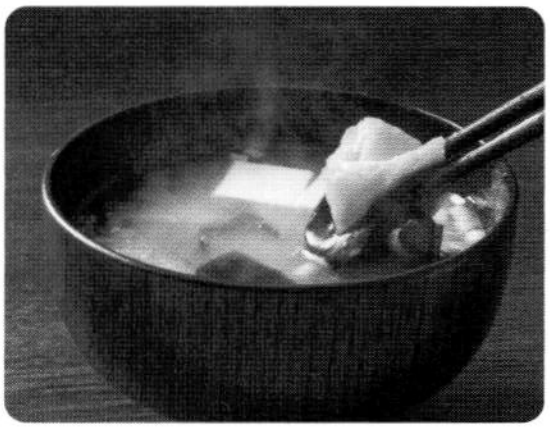

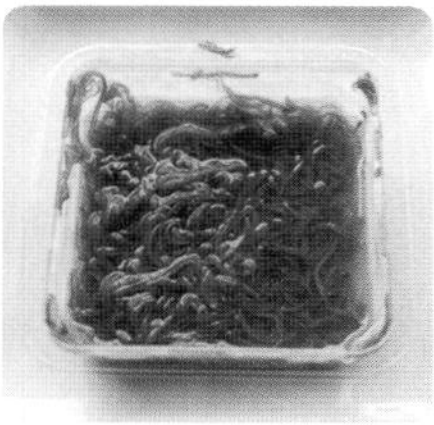

のため、主成分はブドウ糖です。「サラダ」と聞くと「野菜だからOK!」なイメージですが、ブドウ糖の重複になってしまうので注意が必要です!

味噌汁

温かいものは満腹感を感じやすいのでおすすめです! インスタント味噌汁だと具材が少ないので、乾燥わかめを追加してかさ増しするのもありです。

豚汁は豚肉で脂質量が多かったり、れんこんや里芋でブドウ糖の重複になることがあるため、避けるのがベター。

めかぶパック

よく2~3パックで売っているめかぶです。1パックで食物繊維は約1.5g も含まれています。そのまま食べても良いですが、味付けされているものであればサラダにかけてドレッシングの代わりにもなりますし、インスタントのお味噌汁に入れるとなめこのような食感のお味噌汁にもなります。

お魚のおかずベスト3

ほっけ

どのコンビニでも手に入るほっけは、脂質がとても少なくおすすめな1品です。たんぱく質も1パックで20g前後になるものが多いのでバランス的にも安心！

子持ちししゃも

サイズにもよりますが、4尾でたんぱく質は約10g、脂質は約3g以下です！　食塩相当量も0.7gなので、他におかずがない時は2パック食べるのもありです。

銀鮭

お魚は産地や季節によって脂ののり方が若干違うため、コンビニによって脂質に6～10gの違いがあります。コンビニ

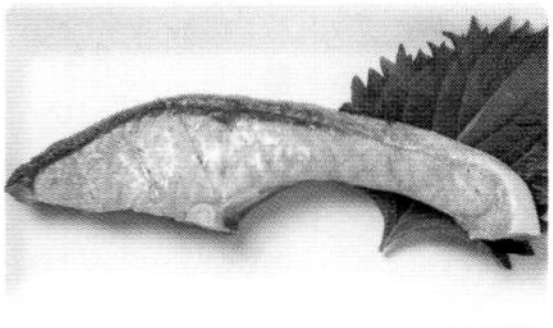

銀鮭
156kcal
たんぱく質 14.7g
脂質 10.7g
食塩相当量 1.1g

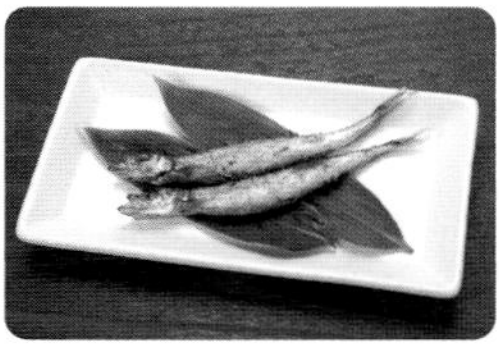

子持ちししゃも（4尾）
64kcal
たんぱく質 9.7g
脂質 2.4g
食塩相当量 10.7g

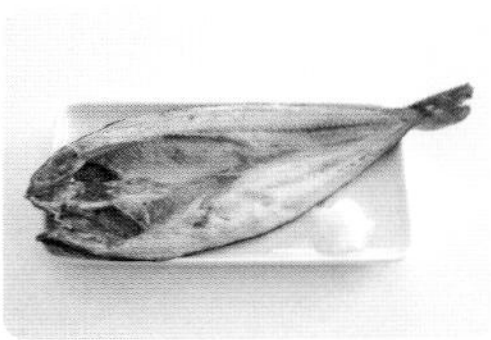

ほっけ
137kcal
たんぱく質 19.5g
脂質 6.5g
食塩相当量 2.2g

の銀鮭（焼き鮭）で高脂肪になることは考えにくいですが購入時に栄養成分表示をチェックできると安心です！　ちなみに同じ鮭でも、ハラスやカマといった部位は脂ののりが良く脂質が多くなるので気をつけましょう。

魚介類のおかずベスト3

いか焼き

たんぱく質がしっかり摂れて脂質も少なく、これぞダイエットの味方！　しっかり噛めるおかずなので、満腹感を感じやすいのもＧＯＯＤ！

たこぶつ

弾力のある食感が美味しいおかずです。２パック食べても脂質はとても少なく、夜遅い食事の時にも安心して食べられるのが嬉しい。アレンジ料理にもおすすめ。

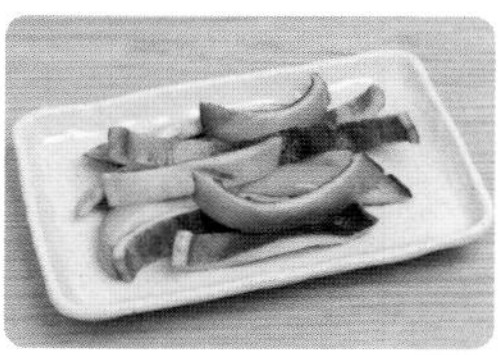

いか焼き
90kcal
たんぱく質 15.4g
脂質 3.1g
食塩相当量 1.7g

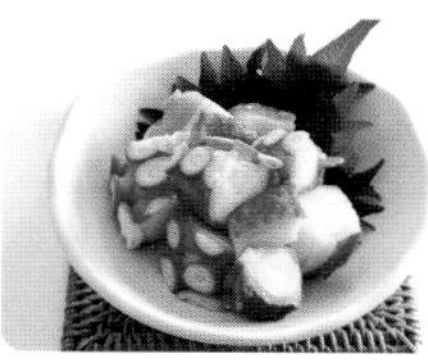

たこぶつ
53kcal
たんぱく質 11.5g
脂質 0.2g
食塩相当量 1.8g

つぶ貝

味付けされているので、サラダにのせるだけですごく美味しい。お味噌汁の中に入れて食べるのも良し。何にでもよく合うので、ちょい足し1品としても便利です。

お肉のおかずベスト3

サラダチキン

定番のサラダチキン！　今では味のバリエーションが豊富なので、続けて食べても飽きることがなく、ありがたい存在。コンビニによって味が若干違うので、好みの味のサラダチキンを見つけると食事も楽しくなります！

砂肝スモーク

砂肝は低脂質な食べ物なので、ダイエット中でも安心して

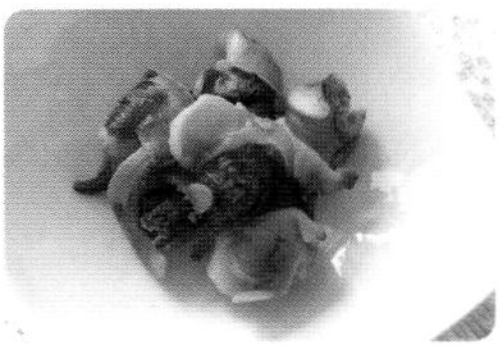

つぶ貝
37kcal
たんぱく質 7.3g
脂質 0.2g
食塩相当量 0.6g

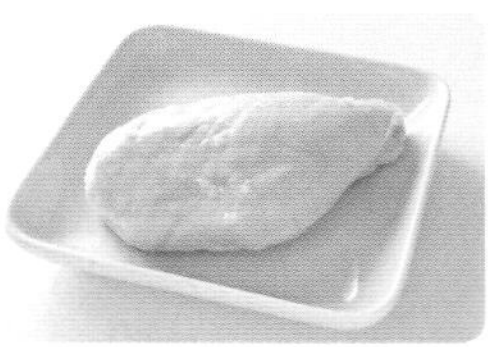

サラダチキン
114kcal
たんぱく質 24.1g
脂質 1.2 ~ 2.5g
食塩相当量 1.1g

食べることができます。1パックだけでも1食分で摂りたいたんぱく質が含まれています。

サラダにのせて食べれば、砂肝の塩っけで野菜が食べられるので、ドレッシングカットも可能です。

豚肩ロース生姜焼き

お肉なのに意外と脂質が少ない!! 感動の1品です!!

「ダイエット中にお肉はダメなんじゃないかぁ」とつい避けがちですが、そんなことはありません。そして昼食時は代謝も1番高い状態なので、お昼こそお肉を食べるのに適したタイミングなのです。

もし脂身がついていれば取り除くことでさらに低脂質になります。可能な範囲で脂身は取り除きましょう。

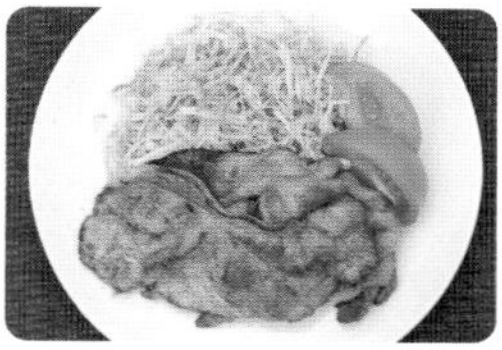

豚肩ロース生姜焼き
182kcal
たんぱく質 16.4g
脂質 10.3g
食塩相当量 1.9g

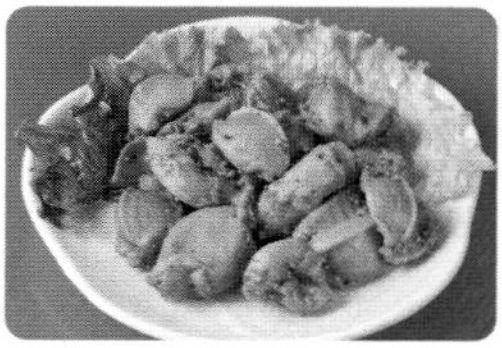

砂肝スモーク
88kcal
たんぱく質 16.5g
脂質 1.7g
食塩相当量 1.5g

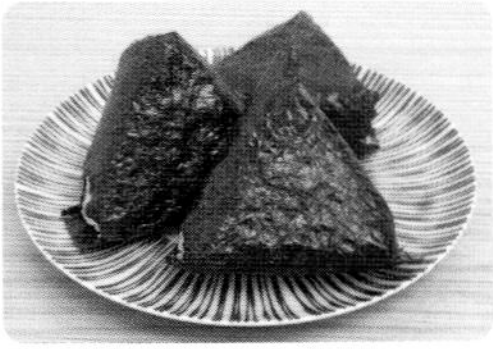

おにぎりベスト3

主食のブドウ糖はおにぎりがおすすめ！　おにぎり1個には糖質が約35～40g含まれるので、毎食おにぎり1個は食べるように意識しましょう。

鮭

ブドウ糖だけでなくたんぱく質も摂れるので、どうしても時間がない時や、迷った時は鮭おにぎりを選んでおきましょう。

梅

余計な脂質がないのでGOOD！

昆布

海藻で食物繊維も摂れますね！

うっかり摂ると危険な食品たち

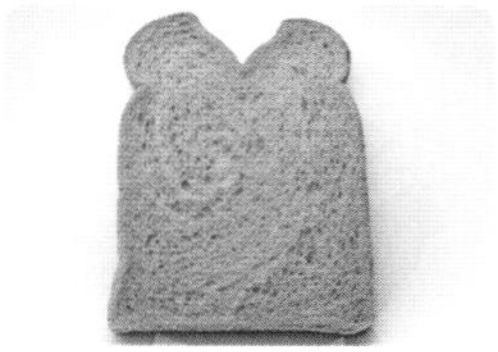

ブランパン（小麦の外皮で作ったパン）などの低糖質パン

低糖質と聞くとダイエットの味方だと思いがち……。ブドウ糖35g分の糖質を摂るには約16個食べなければなりません。1個あたりの脂質量は約3g。そんなに食べてしまうと、トータルで脂質40g以上に！　低糖質系のパンは糖質こそ少ないですが、脂質は多くなっていることが多いので気をつけましょう。

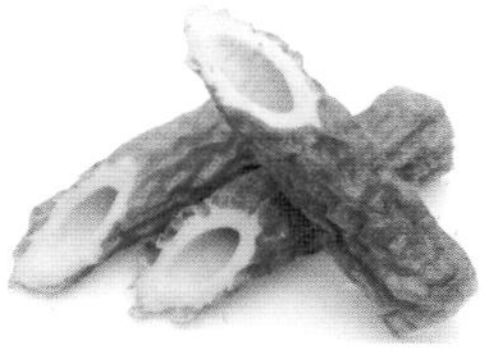

したらば、ちくわ、笹かま、はんぺんなどの練り物系

練り物は魚が主成分なので低脂質でダイエット向きなイメージもありますが、成分表示を見てみると……。実はブドウ糖やでんぷんなどの糖質がたっぷり含まれているのです。たまに食べる程度であれば問題ありませんが、もしも毎食練り物を食べているようであれば、少し間隔をあけるなど、頻度に気をつけましょう。

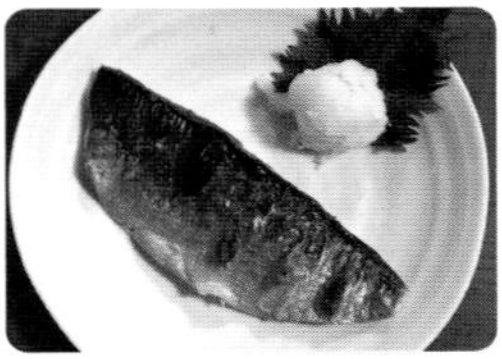

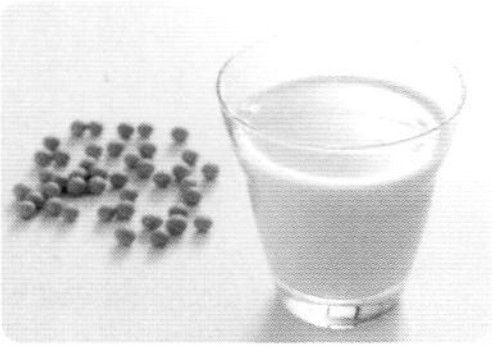

さば

さばには、EPAやDHAといった細胞膜を柔らかくする作用のある脂質が豊富に含まれているので、「身体にいい〜!」なんてイメージもありますね。しかし1切で脂質が約20g以上になるものが多いので、食べる場合は量を減らすなどして調整しましょう。「食べたらだめ!」ではなく、量を管理することが大切です。

調整豆乳、無調整豆乳

豆乳もダイエットの味方として積極的に選択する人は多いかと思います。決してダメではないのですが、豆乳200㎖の1パックで脂質が7〜8g前後になってしまうものが多いため、他のおかずと合わせた場合、脂質15gを簡単に超えてしまうこともあります。

たまに甘みのあるものが欲しい時には、手軽に購入できるのでおすすめですが、豆乳は意外と脂質が高い! ということだけは認識しておきましょう。

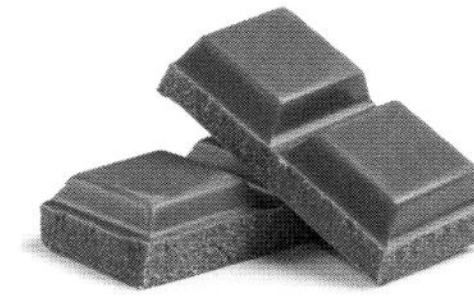

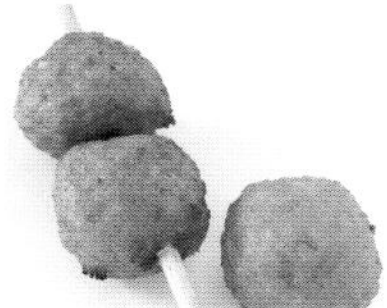

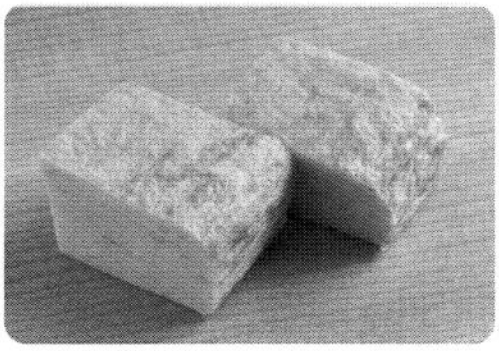

低糖質チョコ、低糖質お菓子

低糖質だから安心！　ではありません。一般的なお菓子に比べれば、砂糖などを使う量が少ないだけでゼロではありません。

つくね串

レジ横の焼き鳥コーナーで見かけるつくね。鶏肉でヘルシーかと思いきや……。皮のついた鶏肉をミンチして作られているものがほとんどで、さらに加工油も含まれています。脂質は1本で13g前後にも。量は大してないのに意外と脂質が多くなってしまうため注意が必要です。

厚焼き卵

卵は「完全栄養食」と言われるくらい栄養バランスの良い食品ですが、コンビニの卵焼きに関しては、調理の過程で調理油が入っていたりすることが考えられます。よくコンビニに売っている1パックあたりの量で約2個分の卵が使われているので、脂質量は10gを超えてしまいます。コンビニで卵料理を選ぶなら、ゆで卵や煮卵にしましょう！

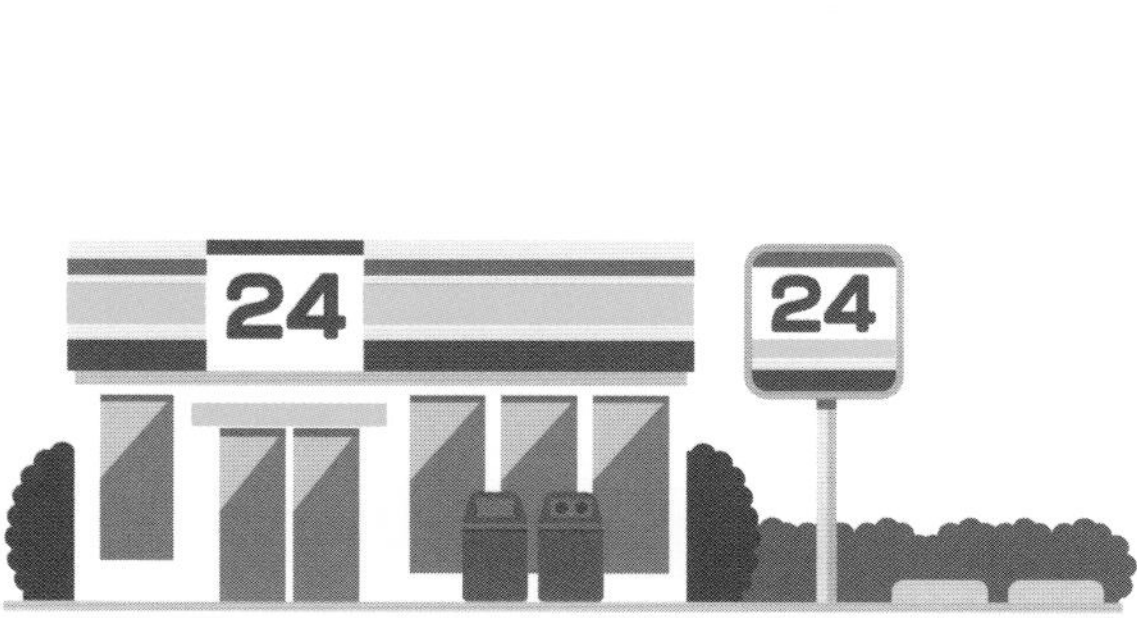

昼 マクドナルドでのやせる食べ方

たまにはファストフードも食べたいですよね。マクドナルドでもダイエット中にOKな組み合わせを作ることは可能です！　美味しいけれど、どうしても脂質が15g以上になりやすいので、そこを超えないように気をつけましょう。

ベジタブルファースト
サイドサラダ（低カロリー玉ねぎドレッシング）

マクドナルドではサラダ1択です！

1個だと食物繊維は0.8gなので、2個くらいあると安心です！　コストはかかりますが、パンはお米よりお腹が空きやすいので、サラダを最初に何個か食べることで満腹感を感じやすくしておきましょう。

朝から昼ごはんまでの時間が空きすぎていたり、とてもお腹が空いている！　なんて時も、2パックくらいは食べておくのがおすすめです。

ドレッシングは低カロリー玉ねぎのドレッシングを選ぶと良いでしょう。ノンオイルなので安心して食べられます。ただし、1つで食塩相当量は1gなので、2つ使うのは塩分過多になってしまうためおすすめしません。

バーガー類の中から1つ

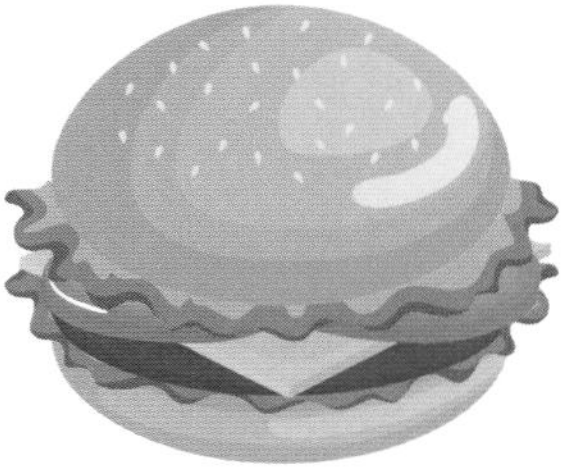

ハンバーガー 1個

256kcal
たんぱく質 12.8g
脂質 9.4g
炭水化物 30.3g
食塩相当量 1.4g

チーズバーガー

307kcal
たんぱく質 15.8g
脂質 13.4g
炭水化物 30.8g
食塩相当量 1.9g

フィレオフィッシュ

323kcal
たんぱく質 14.4g
脂質 13.9g
炭水化物 35.8g
食塩相当量 1.6g

1番脂質が少ないのはハンバーガーですが、サイズ的に小さいので、1個では満足度が低いかもしれません。意外だったのはフィレオフィッシュ。揚げ物でタブーなイメージですが、脂質は15g以下なのでセーフ！

マクドナルドのこれ以外のバーガー類は、どうしても脂質が多くなってしまうためなかなか難しいのですが、「ダイエット中でもマクドナルドで食べられるものもある！」と知っておくだけで、安心できると思います。

うっかりやりがちな間違い

マクドナルドでは野菜ジュースがありますが、取り扱われている「野菜生活」には、野菜だけでなく果物も入っています。野菜だけだと思い込んで頼まないよう気をつけましょう。飲み物は、爽健美茶・烏龍茶・ブラックコーヒー・ストレートティーから選択するのが安心です。

迷ったらコレ!

爽健美茶

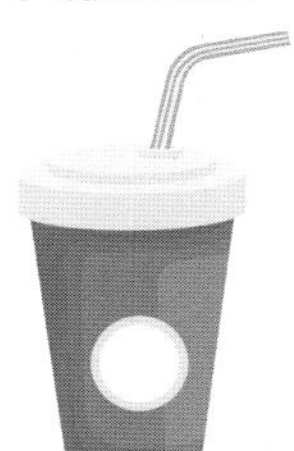

爽健美茶はノンカフェインなので 水分としても身体で利用できます。

フライドポテトは食べても良いの？

ポテトはブドウ糖が主成分のじゃがいもですね。ハンバーガーにもよく合いますし、とても美味しいです！　しかし……体脂肪は、糖質と脂質の食べ過ぎによって増えてしまいます。フライドポテトは、まさにこの2つの栄養素の塊とも言える食べ物！　ダイエット中は最も避けたいと思うメニューの1つです。

昼

大戸屋でのやせる食べ方

バランスのとれたメニューが豊富で、ダイエット中でも選択肢がたくさんあるお店ですね！　ドレッシングも別添えで持ってきてもらえるので、使わなかったり量を調整できたりするのでありがたいです。お米は白米でも五穀米でも好みの方でOKですが、普通盛りのままだと量は約200gなので必ずオーダー時にタブレットから「少なめ」のオプションを選択しましょう（店員さんに直接オーダーする場合は、忘れずに伝えましょう）。

おすすめのお魚定食

しまほっけの炭火焼き
沖目鯛の醤油麹漬け
鯵の炭火焼き

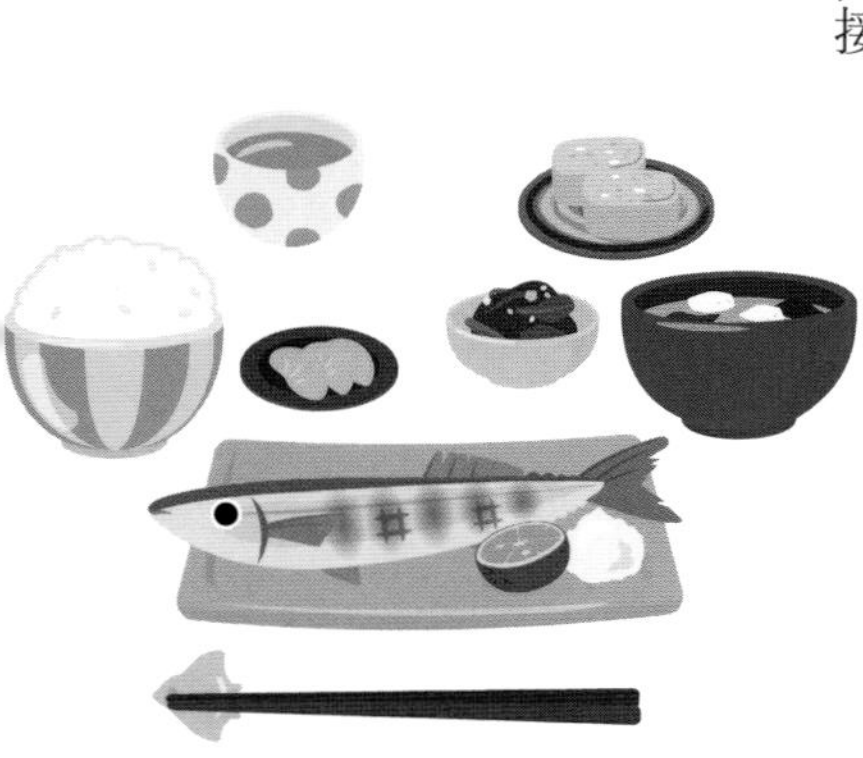

メヌケの塩麹みりん漬け炭火焼き
連子鯛の昆布蒸し

しまほっけの炭火焼
294kcal
たんぱく質 40.4g
脂質 11.0g
食塩相当量 2.8g
食物繊維 2.6g

沖目鯛の醤油麹漬け
223kcal
たんぱく質 23.5g
脂質 10g
食塩相当量 2g
食物繊維 2.7g

鯵の炭火焼き
343kcal
たんぱく質 49.7g
脂質 12.1g
食塩相当量 2.6g
食物繊維 2.9g

メヌケの塩麹みりん漬け炭火焼き
332kcal
たんぱく質 44.5g
脂質 10g
食塩相当量 4.8g
食物繊維 4.8g

連子鯛の昆布蒸し
242kcal
たんぱく質 40.8g
脂質 6.7g
食塩相当量 4.1g
食物繊維 1.2g

おすすめのお肉定食
もろみチキンの炭火焼き

チキンは皮付きのもも肉なので、必ず! 皮は取り除きましょう。皮を取り除くことによって脂質は約半分になります。脂質15gギリギリのラインなので、お肉がどうしても食べたい時の救世主です。

もろみチキンの炭火焼き
478kcal
たんぱく質 36.6g
脂質 30.6g
食塩相当量 3.4g
食物繊維 2.0g

※栄養表示はおかず単品の数値です

その他の定食

五穀ご飯のたまご雑炊

野菜と豚の蒸し鍋定食

野菜の中でもレンコンは主成分がブドウ糖のでんぷんなので、オーダー時に抜いてもらうように一言添えるのがおすすめ！　豚肉に脂身がついている場合は取り除いて食べましょう。

手作り豆腐とチキンのトロトロ煮

チキンの皮は脂の塊なので、剥がしましょう！

サイドメニュー

定食にサラダやお味噌汁もついているので、ベジタブルファーストはその中でしてもOK！　しかし、定食についているものだけでは量が足りなさそうな場合は、サイドメニューを追加して最

手作り豆腐とチキンのトロトロ煮
311kcal
たんぱく質 23.8g
脂質 16.9g
食塩相当量 3.0g
食物繊維 2.5g

野菜と豚の蒸し鍋定食
261kcal
たんぱく質 11.7g
脂質 14,6g
食塩相当量 1.6g
食物繊維 5.5g

五穀ご飯のたまご雑炊
242kcal
たんぱく質 12g
脂質 6.5g
食塩相当量 3.9g
食物繊維 3.4g

※栄養表示はおかず単品の数値です

初に持ってきてもらって食べておくのもおすすめです。

シャキシャキキャベツサラダ

食物繊維が2.7gも摂れます!! ドレッシングは油が含まれているのでカットするのが理想です。卓上の醤油やごま塩で食べるのがおすすめ!

ひじきの煮物

キャベツやサラダにかけて食べると、煮物の塩っけでドレッシングがなくても食べられるので、そんな食べ方もおすすめ!

ほうれん草のおひたし

ビタミン・ミネラルが豊富なほうれん草! おひたしになっているので食べやすくてGOOD!

迷ったらコレ!

シャキシャキ
キャベツサラダ

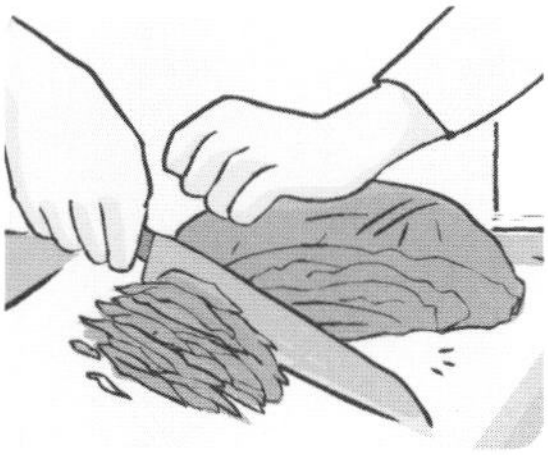

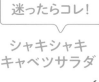

たっぷりの千切りキャベツをオーダー時に「すぐに持ってきてほしいです」と伝えて定食メニューが来る前にベジタブルファーストをしておきましょう!

昼 サイゼリヤでのやせる食べ方

イタリアンは、チーズやオリーブオイルをたっぷり使っているので高脂肪食になりやすいのと、パスタやピザで糖質過多になりやすいです。そこをなるべく少なくできるようなメニューを探してみましょう。

ベジタブルファースト

ガーデンサラダ
小エビのサラダ

どちらもドレッシングは別添えもしくは無しでオーダーしましょう。ドレッシングは1人前で脂質約10 gが追加されてしまいます。どうしても使いたい場合は少量にするなど、量を減らす工夫をした方が安心です。

ドレッシングを使わない場合は、お塩をかけたりそのまま食べてもＯＫです。

主食

エビと野菜のトマトクリームリゾット

お米が少し多いので、2／3ぐらいの量にとどめておけると、ダイエット的には安心です！

たんぱく質が7gなので半熟卵をトッピングすると約14gくらいになります。

食べ方ポイント

● リゾットだと量が少なく感じやすいので、最初に食べるサラダはLサイズにするのがおすすめです！

● 誰かとシェアできるのであれば、パスタは1人前の2／5程度、ピザは2～3切であれば、糖質量的には問題ありません（ただし、内容によっては脂質量は30gをオーバーする可能性あり）。

● サイゼリヤ以外のイタリアンで食事をする場合も、まずはドレッシング別添えの大盛りサラダを食べることをおすすめします。なるべく主食は小麦のメニューではな

エビと野菜の
トマトクリームリゾット
320kcal
たんぱく質 7.0g
脂質 4.0g
炭水化物 60.0g
塩分 2.4g

くお米のメニューにするのがおすすめです。

1食分の糖質摂取量をオーバーさせない目安量

▼米…約100g
▼パスタ…1人前の約2／5
▼ピザ…約1／4枚

※お店によって1人前の量が変わるので、一般的なサイズの目安からイメージしてください。

どうしてもスイーツが食べたい！　そんな時は

そもそもダイエット中に果糖やショ糖を含むものを食べるのは、ダイエットのスピードを遅くさせてしまうので食べないに越したことはありませんが、1番代謝が高いお昼ご飯のタイミングで、なおかつなるべく糖質の低いものであれば、たまに食べた1食が原因で激太りすることは考えにくいです。サイゼリヤのスイーツはボリューム的にも大きすぎないので、たまの息抜きとして食べるのにはちょうど良い量ですね！

おすすめスイーツベスト3

第1位　すっきりレモンのシャーベット（127kcal）
第2位　イタリアンジェラート（121kcal）
第3位　メリンガータ（アイスケーキ）（139kcal）

スイーツは毎日、毎食、食べてしまうと、癖になり何か食後に甘いものがないとイライラする〜！など、モヤモヤの原因にもなってしまうので、しっかりとメリハリをつけて、楽しむときは楽しみ、美味しくいただきましょう。

迷ったらコレ!

デザートは食べない

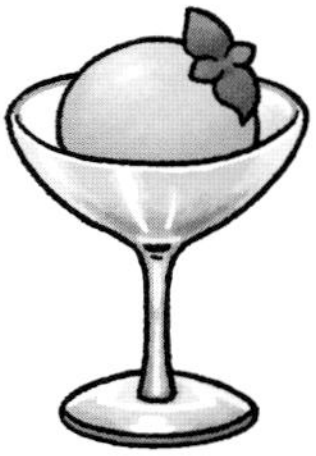

迷うくらいなら食べないでおきましょう！　わざわざ食べないといけないわけではありません。周りが食べているから自分も食べないといけないなんてルールもありません。お腹いっぱいだったり、ダイエット中であれば、デザートは食べないことが1番です。

昼

お昼ごはんで覚えておきたい黄金ルール

お昼ごはんは朝ごはんから5~6時間後に食べる

食事の内容はもちろんですが、食事のタイミングもダイエットには大切です！　糖質（ブドウ糖）は生きるために必要なエネルギーとして肝臓で貯めておくことができますが、少しずつ放出されてもいるので時間とともに減っていきます。しかし肝臓内のエネルギー残量を確認することはできないので、食べた時間で大体の推測をします。

体脂肪を減らしたいダイエット目的の場合は、エネルギー残量を60~30%の時間を確保する必要があります。30~0%になってしまうと筋肉分解が活性化して代謝が落ちたり、その後の食事で必要以上に脂肪を溜め込んでおこうと脂肪合成も活性化されてしまうため、なるべく避けたいです。

肝臓の容量

100~60%	肝グリコーゲン放出メイン
60~30%	肝グリコーゲン放出、体脂肪燃焼
30~0%	肝グリコーゲン放出節約、筋肉分解活性、体脂肪燃焼活性

ブドウ糖主成分のものを食べてもすぐに肝グリコーゲンになるわけではなく、栄養貯蔵の時間に約2時間かかります。お米100g（ブドウ糖35~40gが含まれる主食）を食べた場合、約2時間後から食べた分がエネルギーとなり、約4時間後には肝グリコーゲンは60%くらいになっているため、このタイミングから体脂肪が燃焼され始めます。

4時間後から燃焼モードに入るため、**お昼ごはんを朝ごはんから4時間未満で食べてしまうと、日中はほとんど体脂肪は減らない**ということになってしまいます。

そして約6時間後には、肝グリコーゲンが30%を切るか切らないかの残量になるため、省エネモードに切り替わってしまいます。

省エネモードでは体脂肪燃焼も続いているので、体脂肪を減らしたい場合はこの時間を作ることはやせるから良い！　と考えてしまうかもしれません。しかし、この省エネモードが続いてしまうと、次の食事で必要以上に栄養貯蔵をしようと脂肪合成を高めてしまうので、6時間くらいの時間間隔で次の食事をするのが、健康的にやせる食事の理想的な時間と言えます。

ライフスタイルによっては6時間後に食事ができない人もいると思います。例えば5時間後だと体脂肪燃焼は1時間くらいしかできなかったことになるので、ダメなわけではありませんが、ダイエットのスピードは少し遅くなってしまっていると認識しておきましょう。

逆に6時間以上空き、7、8時間後の食事となると、血糖値はかなり低く、栄養も取り込みやすくなっているので、血糖値を急上昇させないように、ベジタブルファーストを徹底して野菜などの量もいつもの倍に増やしてみたり、脂質の多い食べ物は避けて、低脂質なメニューにするなどの工夫をしましょう。

肝臓のサイズとブドウ糖の貯蔵量

	肝臓のサイズ	ブドウ糖貯蔵量	脳に必要な１日分のブドウ糖最低量
女性	約 1.3 kg	約 65 g	約 120 g
男性	約 1.5 kg	約 75 g	約 140 g

ブドウ糖は、

肝臓に取り込まれれば「肝グリコーゲン」
筋肉に取り込まれれば「筋グリコーゲン」
肝臓にも筋肉にも入りきらなかった分は「体脂肪」

になります。

生きるためのエネルギーとして主に使っているのは肝グリコーゲンなので、食べた糖質は肝臓から最初に貯まっていき、肝臓1gあたり約50mgのブドウ糖を貯めることができます。食べた糖質は、およそ2時間かけて栄養貯蔵され、その後血糖維持のためにブドウ糖として1時間に約15g放出されています。

効果的な食事のタイミング

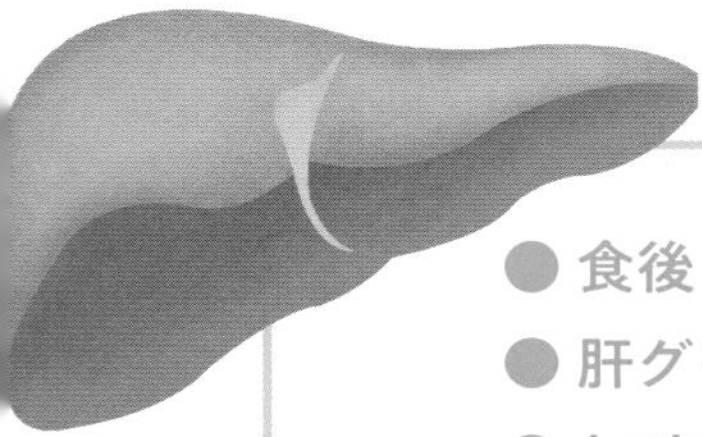

- 食後２時間は栄養蓄積の時間
- 肝グリコーゲンは食後２時間後から減少
- 毎時約 15g を放出

６時に朝食を摂ると…

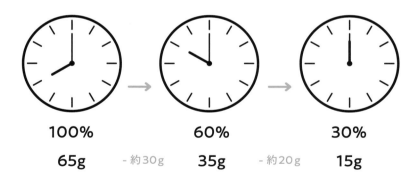

100%		60%		30%
65g	- 約30g	35g	- 約20g	15g

10 ～ 12 時が
ダイエット効率化モード!

スイーツを食べるならお昼ごはんのデザートで

ダイエット中にスイーツを食べることは、ダイエットのスピードを遅くしてしまいます。それでもどうしても甘いものが食べたい時は、1日で1番代謝の高い昼に食べるのが良いでしょう。

スイーツ類の主成分は果糖やショ糖です。ケーキなどの小麦粉にはブドウ糖も含まれますが、主成分として考えるのは禁止です（ショ糖とブドウ糖と果糖が合わさったものなので）。

スイーツ類は心を満たしてくれるものです。ストレスが溜まってどうしようもない時には、その美味しさに心がとろけ、まさに「心の栄養」になりますよね。ただそれを理由に頻度が多くなれば、目的が遠のいてしまうので、頻度と量にも気をつけましょう。

できる工夫
ベジタブルファーストをいつもの倍量に

お腹がいっぱいになりやすく、スイーツのドカ食い防止ができ、食べる量が調整しやすくなります。

主食のブドウ糖をいつもの半分に

スイーツを食べるからと言ってブドウ糖を完全に抜くことはおすすめしません。スイーツに多い果糖はエネルギーが不足していればすぐにエネルギーになりますが、肝臓に貯めておくことはできないため、貯められるブドウ糖を少し食べておきましょう。

しかし、ブドウ糖を半分にしたから良いということではなく、果糖はブドウ糖の3倍のスピードで体脂肪として蓄えられてしまいます。体脂肪は増える可能性が高いのですが、最小限に抑えられる工夫をすることが大切です！

主食は小麦製品より米にする

パンやパスタはお米と同じく主成分はブドウ糖なので、肝臓から溢れない量であれば食べても問題ありません。しかし、これらにはどうしても調理油が入ってきてしまいます。パンに何もつけなかったとしても、パンを作るときに油が入っていたり……。サンドイッチには、さらにマーガリンやマヨネーズも追加されて、摂取量が増えてしまいやすいです。

ブドウ糖の量に注意しても、小麦製品だと脂質が多くなってしまいやすいので、スイーツを食べる時の主食はほぼ脂質がゼロのお米の方が理想的です。

おかずは肉より魚にする

肉に含まれる飽和脂肪酸は、魚に含まれる不飽和脂肪酸と比べると体脂肪として蓄積されやすい性質があります（詳しくは128ページを参照）。

魚でも脂質の多いものになれば肉より高脂肪になってしまうこともありますが、脂質の種類や量を意識すれば、肉より魚の方が太りにくいので、なるべく脂質の低い魚をおかずに考えてみてください。

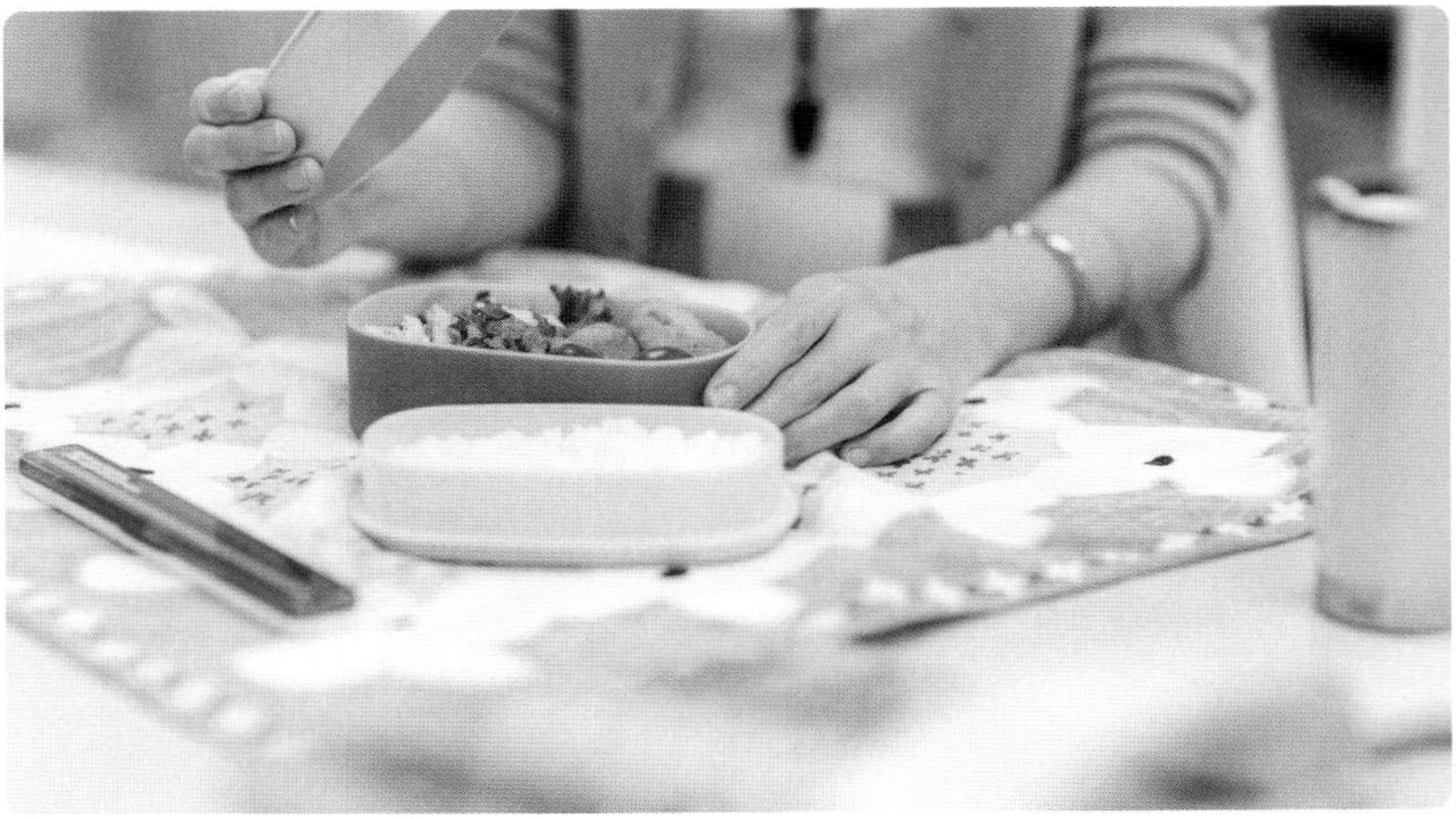

調理油を使わない努力をする

外食ではほぼ確実に調理油として、オリーブオイルやサラダ油などが使用されています。外食で調理油をカットしてもらうことは難しいですが、ドレッシングをカットする、揚げ物は避けるなど、できることを探してみましょう。自炊であれば調理油を使わずに料理することが可能ですが、外食やコンビニ食を利用する場合は、和食など、あまり調理油を使っていないメニューを選びましょう。

よく噛んで味わう

早食いは血糖値を急上昇させその後急降下するので、「ちゃんと食べたはずなのに、なぜかすぐにお腹が空いてしまう!」なんてことに。

スイーツを食べるのであれば、いっそのことその瞬間だけは罪悪感を潔く捨てて、よく噛み心から美味しいと感じて食べましょう。食べるとなったら楽しく食べた方が、満足度も増えて心の栄養につながります。

昼

外出先でできるベジタブルファースト

ダイエット中の食事にはベジタブルファーストが必須！　と言っていいくらい、野菜類や食物繊維が豊富なきのこ類、海藻類を食事の1番最初に食べることを推奨していますが、外出先の飲食店などでどうしてもメニューに無かったり、時間が無くて用意ができない時もあるかと思います。

そんな時の救世主として、自宅や職場でストックしておくと便利なものが色々とあります。常温で長期保管ができるものもあるので、お試しください。

どのくらいの食物繊維が理想!?

食物繊維が多ければ多いほど、血糖値の上昇を緩やかにしたり、脂肪の蓄積を防ぐことに期待できます。ダイエット中に野菜、海藻、きのこ類をたくさん食べることは全く問題ありません！　積極的にたくさん食べましょう。そして、ミニマムでは2g摂れるように頑張ってみてください。

また、食事の最初に食べるのもありですが、固形物などではない場合は食事の10〜15分前に摂取しておくのが良いですね。そして、2g以上摂取できていれば、最大2時間は効果があるので、バタバタしている時は少し早めに食物繊維を摂取しておくのも良いでしょう。

野菜ジュース、トマトジュース

食物繊維は、固形物であるものから摂取するに越したことはありませんが、野菜ジュースやトマトジュースでも、食物繊維は1〜3g前後含まれます。(メーカーによって多少前後あり)

よく野菜ジュースやトマトジュースは「糖質があるから控えないといけない!」という意見も聞きます。しかし、清涼飲料水とは違い砂糖が入っているわけではありません。

そして野菜には若干の糖質が含まれるものです(ほぼ含まない野菜もあります)。それをゼロにしたい! というこだわりがあれば、飲まなければ良いだけであり、私の考え方としてはどうしても固形で野菜類が摂取できない時のピンチヒッター! として選択する一つの手段としておすすめしています。

ただし、野菜ジュースでも、フルーツ入りのものは果糖のジュースになってしまうので、ダイエット中は控えておきましょう。必ずフルーツが含まれないものを選ぶようにしてください。

紗也香の野菜ジュース、トマトジュース飲み比べ

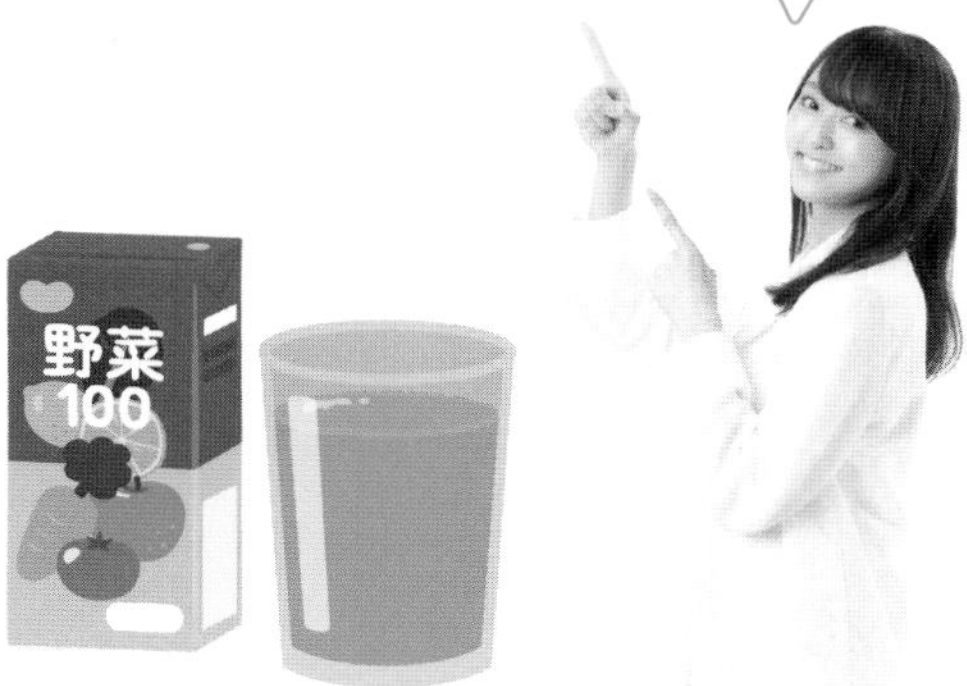

1日分の野菜（伊藤園）

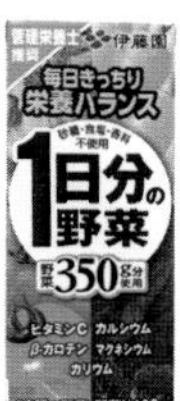

サラサラ…★★★★
酸味…★★
甘味…★★
マイルド感…★★★★★
トマト感…★
人参感…★★★★★
満腹感…★★★
食物繊維量…0.9~3.1g

王道の野菜ジュースな味!!
酸味が少なく、サラッと飲みやすい◎

野菜一日これ一本（KAGOME）

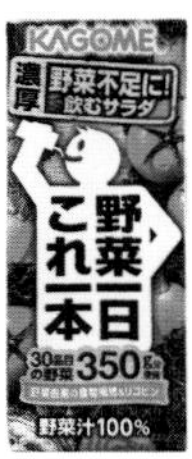

ドロドロ…★★★★★
酸味…★★★★★
甘味…★★
マイルド感…★
トマト感…★★★★
人参感…★
満腹感…★★★★★
食物繊維量…1.1~2.9g

ドロッと感が強いので飲みごたえ◎
お腹が空いている時にも GOOD！

あまいトマト
(KAGOME)

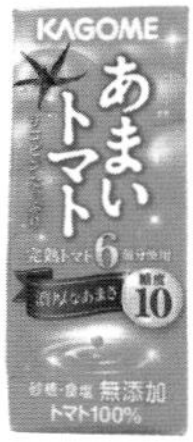

サラサラ…★★★★★
酸味… ほぼなし
甘味…★
マイルド感…★★★
トマト感…★★
人参感… なし
満腹感…★★
食物繊維量…2.0g

味が薄いので酸っぱいのが苦手な人やトマトジュースが苦手な人にも◎

超濃縮野菜一日これ一本
カルシウム＆
マグネシウム
(KAGOME)

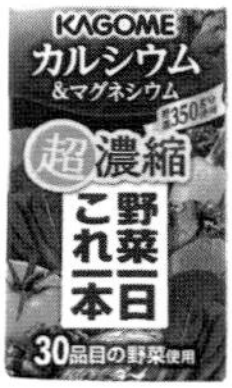

サラサラ…★★★
酸味…ほぼなし
甘味…★★
マイルド感…★
トマト感…ほぼなし
人参感…ほぼなし
満腹感…★
食物繊維量…0.7~2.0g

葉物のグリーンな香りがとても強い!ややクセがある味。

理想のトマト
(伊藤園)

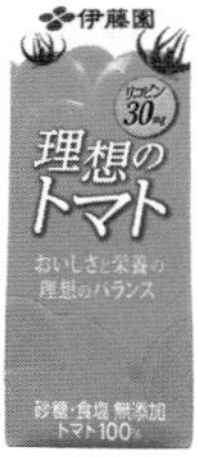

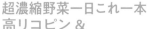

ドロドロ…★★★★★
酸味…★★★
甘味…★★★
マイルド感…★
トマト感…★★★★★
人参感…なし
満腹感…★★★★★
食物繊維量…2.5g

トマトそのもの!トマト好きはハマる味!トマト缶に近いのでスープにしても良さそう。

超濃縮野菜一日これ一本
高リコピン＆
ビタミンA・E
(KAGOME)

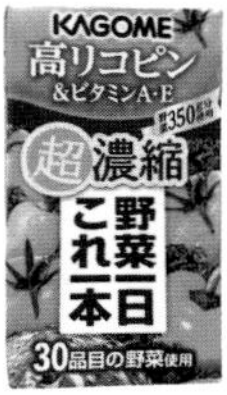

ドロドロ…★★
酸味…★★★
甘味…★★★★★
マイルド感…★
トマト感…★★★★★
人参感…★★★★★
満腹感…★
食物繊維量…0.6~2.9g

独特な甘さがあり、 人参の味がとても強い!トマトスープやお肉料理のアレンジにも合いそうな印象。

夜のゴールデンルーティン

調理法は工夫次第でカロリーダウン!

3大栄養素には1gあたりのカロリーがあります。

糖質…4kcal
たんぱく質…4kcal
脂質…9kcal

それぞれの特徴として、糖質は、貯蔵型の栄養素で過剰に食べ過ぎた分は体脂肪として蓄えられてしまいます。しかし身体のエネルギーになってくれる材料でもあるので不足すれば飢餓状態になり、様々な不調を引き起こしてしまうこともあります。糖質の種類によって身体への影響は変わりますが、健康的に生きていくためにも糖質は毎食適量食べることが大切です。

たんぱく質は、筋肉や血液、ホルモンや酵素など、身体を作る材料として利用されます。体内で利用する必要量以上は貯蔵することができないので、食べ過ぎて必要ないと判断されたたんぱく質は、腎臓で濾過をされて排泄されます。つまり非貯蔵型の栄養素のため**たんぱく質を食べ過ぎて太ることは考えにくいです**（たんぱく質を含む食品には脂質が含まれるので高たんぱく食がやせるわけではない）。

脂質は、細胞膜の材料やホルモン合成に必要な栄養素ですが、糖質とたんぱく質に比べると、カロリーは倍以上高いです。脂質自体が中性脂肪そのものでもあるので体脂肪に1番近い存在でもあります。過剰に食べ過ぎれば体脂肪になってしまう貯蔵型の栄養素なので、ダイエット中の人はなるべく脂質は少なくすることが理想と言えるでしょう。

オリーブオイルやアマニ油、ココナッツオイルなどは身体に良いイメージを持つ人は多いです。積極的に摂る人も多いかと思いますが、脂質が1gにつき9kcalあることに変わりありません。

油の質に注目して、質を見直すことは素晴らしいことです。しかし、どんなに良い油だからと言っても**脂質は貯蔵型の栄養素**であることは忘れないようにしましょう。

脂質によって身体への影響は変わりますが、いくら食べてもOK! 太らない! ということではありません。

スプーン1杯(約10g)で脂質10gにもなってしまいます。

たんぱく質を含む食品の中には必ず脂質も含まれているので、調理油と合わせれば1食の脂質量はあっという間に20g、30gと増えてしまうため、注意が必要です。

脂質を摂ることは身体にとって大切な事ですが、必要な脂質はたんぱく質を含む食品を食べていれば十分です! ダイエット中は、体脂肪に1番近い存在の脂質をあえて追加することは避けましょう!

炒める、揚げるといった調理法は調理油を使うので、以下の調理法がおすすめです。

煮る(例…野菜スープ、白菜鍋、筍の土佐煮、大根の味噌汁など)
蒸す(例…魚のホイル焼き、野菜の蒸し焼きなど)
焼く(例…焼き魚、野菜のグリル、皮なし鶏むね肉のオーブン焼きなど)
茹でる(例…ほうれん草のおひたし、茹で卵、鶏ハムなど)

できる工夫

●鍋やフライパンにきのこや野菜を敷いて、メインとなるお魚やお肉を乗せます。そこに少量の水または日本酒を入れて、火にかければ手軽に調理油を使わないでできる蒸し料理の完成です。調味料は調理前のお魚やお肉に下味として塩胡椒を振っておくのもおすすめですし、完成後にお好みで使うのもOKです。

●調理油を使わず、お魚やお肉に含まれる脂質だけで炒めたり、焼いたりしてみましょう。普通のフライパンの場合、調理油を使わないと食材とフライパンがくっついて焦げ付きやすくなってしまいます。テフロン加工のフライパンに変えるか、シリコン樹脂加工をされたアルミホイルを使って調理の工夫をするのもおすすめです。

●どの食品にどのくらいの脂質が含まれているか、大体の量を調べることはできますが、お魚は産地や季節によって脂ののり方が違ったり、お肉は国産か外国産によって、またカットの仕方によっても脂の量が変わります。

見た目が【てかてか】、かつ食べた時に、【ふわふわ】【ジューシー】【とろとろ】の食感がするものは、脂質が多いサイン！　食べすぎないように気をつけましょう。

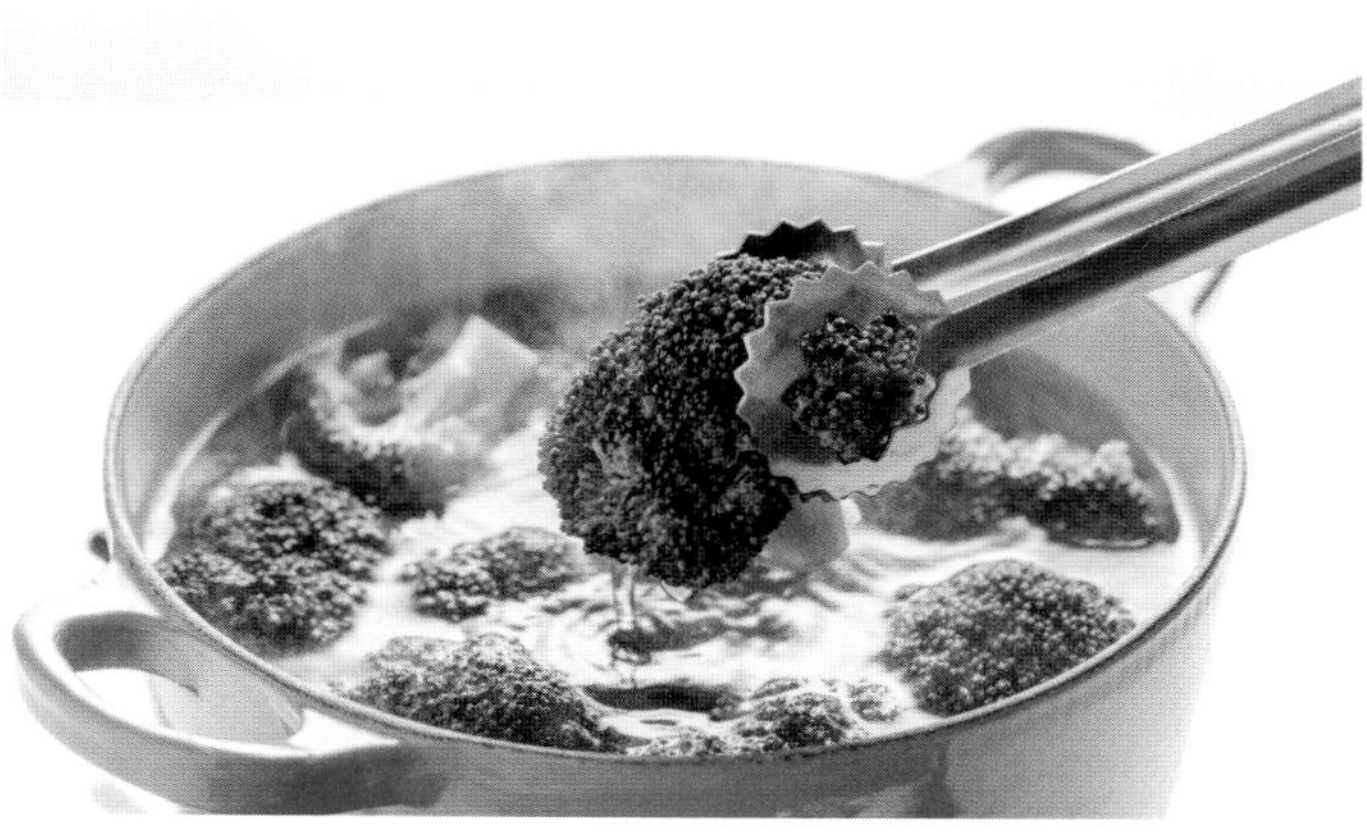

夜 ダイエットにおすすめの野菜、控えたい野菜

1 トマト

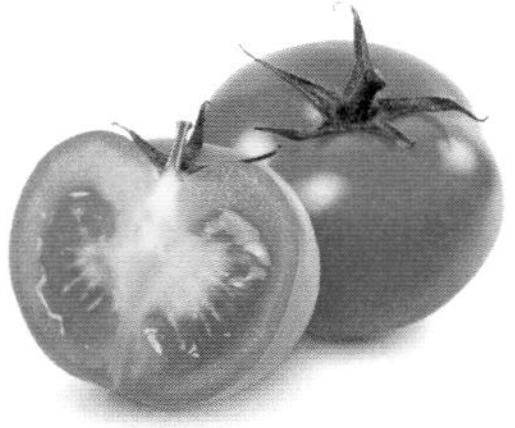

トマトに含まれる13-oxo-ODAは、体脂肪を燃焼させてくれる効果があります。トマトには「糖質が含まれているから太る!」と思ってしまう人も多いかもしれませんが、実は一般的なサイズのトマト1個(約150gくらい)でカロリーは約20～25㎉です。仮に3個食べても80㎉程度です。ミニトマトの方が糖質はやや高くなりますが、それでもミニトマト30個ほど食べてようやく80㎉程度。フルーツトマトは糖度が高いものの一般的なサイズのフルーツトマトは小さめで1個(約50gくらい)でカロリーは約18～20㎉程しかありません。4個食べても約80㎉なので気にするほどのカロリーではありません。安心して美味しく食べましょう。

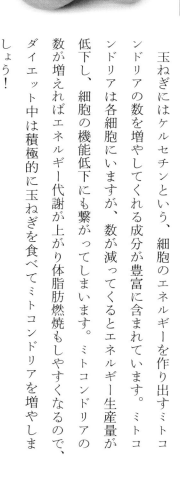

1食でトマトを大量に食べることはあまりないと思います。また、トマトの食べ過ぎで体脂肪が増えてしまうということは考えにくいので、糖質は気にせず、体脂肪燃焼のために、毎食のメニューにトマトを追加することをおすすめします。

2 玉ねぎ

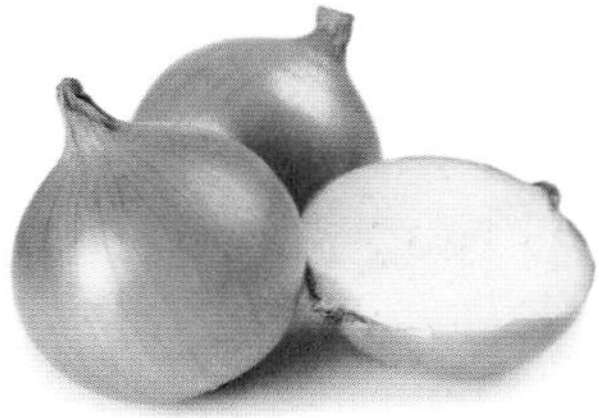

玉ねぎにはケルセチンという、細胞のエネルギーを作り出すミトコンドリアの数を増やしてくれる成分が豊富に含まれています。ミトコンドリアは各細胞にいますが、数が減ってくるとエネルギー生産量が低下し、細胞の機能低下にも繋がってしまいます。ミトコンドリアの数が増えればエネルギー代謝が上がり体脂肪燃焼もしやすくなるので、ダイエット中は積極的に玉ねぎを食べてミトコンドリアを増やしましょう!

ケルセチンは熱に強いので、焼いたり炒めたりして調理をするか、お味噌汁やスープに入れる食べ方がおすすめです。

しかし、水に溶けやすい性質があるので、生の玉ねぎを水にさらしてしまうと摂取量が減ってしまいます。たっぷりケルセチンを摂りたい人は水にさらさないで食べましょう（全て流れ出てしまうわけではないので美味しいと思える食べ方が1番）。玉ねぎは食べやすいサイズにカットし冷凍保存しておけば、使いたい時にさっと出して使えるので便利です。

3 パプリカ

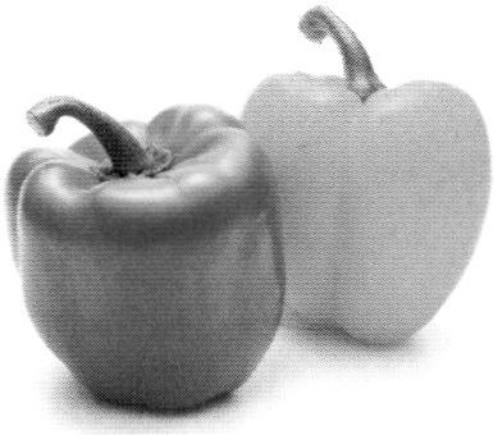

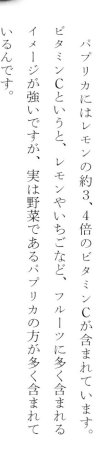

パプリカにはレモンの約3、4倍のビタミンCが含まれています。ビタミンCというと、レモンやいちごなど、フルーツに多く含まれるイメージが強いですが、実は野菜であるパプリカの方が多く含まれているんです。

ビタミンCの成人男女の1日の摂取目安は100mg。パプリカ1個（約100g）にはビタミンCが約170mg含まれているので、パプリカ1／4個を毎食食べていれば十分足りることになります。ビタミンは微量栄養素といい、身体にとって必要な量が微量で済む栄養素です。

1日に必要な量を1度に摂取しても処理仕切れないので、3食に分け、少しずつ摂取することをおすすめします。

ビタミンCは水溶性で、水に溶けやすく熱にも弱いので、生で食べることをおすすめしますが、減ってしまったとしても30%ほどは残ると言われています。調理するなら、加熱時間は短くしてみたり、鍋やスープにして溶けたビタミンも一緒に食べましょう!

4 赤紫蘇

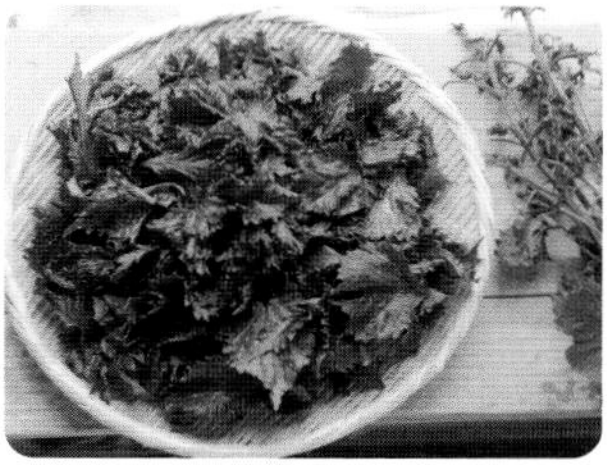

赤紫蘇に含まれるロズマリン酸は細胞の保護作用があるため、認知機能、記憶力の向上が期待ができます。肥満によって脂肪細胞が炎症し、ホルモンの効きが悪くなると、血糖値が急上昇したり、食欲抑制ホルモン(レプチン)が分泌しづらくなる可能性があります。ロズマリン酸を積極的に摂り、細胞の炎症抑制をしてやせ体質を作りましょう。

野菜の主成分は食物繊維や水分がほとんどです。種類によってビタミン、ミネラル、フィトケミカルなど、含まれる栄養素が異なりますが、中にはブドウ糖主成分の野菜もあります。お米と一緒にうっかり食べてしまうと、ブドウ糖が重複して過剰摂取分が体脂肪になってしまうので、ブドウ糖主成分の野菜には気をつけましょう。

身の回りのブドウ糖主成分の野菜

さつまいも
じゃがいも
長芋
里芋
かぼちゃ
れんこん
とうもろこし
大豆以外の豆類（ひよこ豆やいんげん豆など）

これらの野菜は、煮物やスープなどに入っていることが多いので、食べる時はお米を食べる量などに注意しましょう！

夜

ダイエットにおすすめのお魚

ダイエット中は脂質の摂取量を抑えることが大切です。お魚はお肉の脂質より太りにくい性質があるので、**主菜には1日1食以上、お魚料理を取り入れる**ことを心がけましょう。ただし、中には高脂肪なお魚もあるので、種類や食べる量に気をつけながら選択してください。

まだら、かつお、まぐろ赤身、真鯛、紅鮭、ほっけは、スーパーで比較的手に入れやすい魚です。季節や産地によって脂ののりは変化しますが、大差はないので安心して食べましょう!

豆知識

鮭には種類があります。それぞれ一般的なサイズの切り身1切れ（約80g）でも脂質量が変わるので何鮭かわかる時は確認してみましょう。

・紅鮭…　脂質3・6g　たんぱく質18g
・秋鮭…　脂質3・2g　たんぱく質17・8g
・銀鮭…　脂質10・3g　たんぱく質15・6g

脂質が少ない魚

魚名	脂質（g）	重量（g）	目安量
きす	0.2	100	2尾
まだら	0.2	80	切り身１切
ツナ水煮缶	0.2	70	１缶
すけとうだら	0.3	105	切り身１切
かつお（春獲り）	0.4	70	刺身4切
びんながまぐろ	0.4	56	刺身4切
ひらめ（天然）	0.8	40	刺身4切
まぐろ赤身	0.9	65	刺身4切
まがれい	1.1	85	１切
さより	1.1	85	2 尾
まだい	1.4	40	刺身4切
赤魚	2.7	83	１尾
まあじ	2.9	65	中くらい１尾
すずき	3.3	80	切り身１切
めばる	3.6	105	１尾
べにざけ	3.6	80	切り身１切
ほっけ	4.1	110	１尾

脂質の多い魚

魚名	脂質（g）	重量（g）	目安量
たいせいようさば	29	100	切り身１切
まぐろのトロ	27.6	100	刺身4切
さんま	23	100	１尾
ツナ（油漬）	17.2	70	１缶
さばの水煮缶	17.2	160	１缶
アトランティックサーモン	16.8	105	１切
ぎんだら	14	80	切り身１切
むつ	13.4	80	１切
うなぎ	13	50	小１切
まいわし	11.1	80	１尾
はまち・ぶり	10.4	60	刺身２切
ぎんざけ	10.3	80	切り身１切
あなご	9.4	100	寿司ネタ２切
たちうお	8.4	40	刺身４切
魚肉ソーセージ	6.5	70	１本

※この表は一般的な１食分としてイメージしやすい量で作成しています。

うっかり食べてしまう要注意な食品　まぐろのたたき

実は多くのまぐろのたたきはショートニングといった油で加工されています（スーパーによっては「食用油脂」などの表記があることも）。本来まぐろのたたきには、1匹のまぐろからほんの少量しか取れない中落ちが使われますが、天然のたたきが食べられるのはせいぜい高級なお寿司屋さんぐらい。スーパーや回転寿司などの**安価なものは、人工的な油が添加された〝なんちゃってたたき〟**の可能性が高いです。食べてはいけないわけではありませんが、脂が多く含まれているので、わざわざダイエット中に選択するのは避けましょう。ちなみに本物のたたきでも、中落ちはトロに近い部位なので脂質は多くなります。

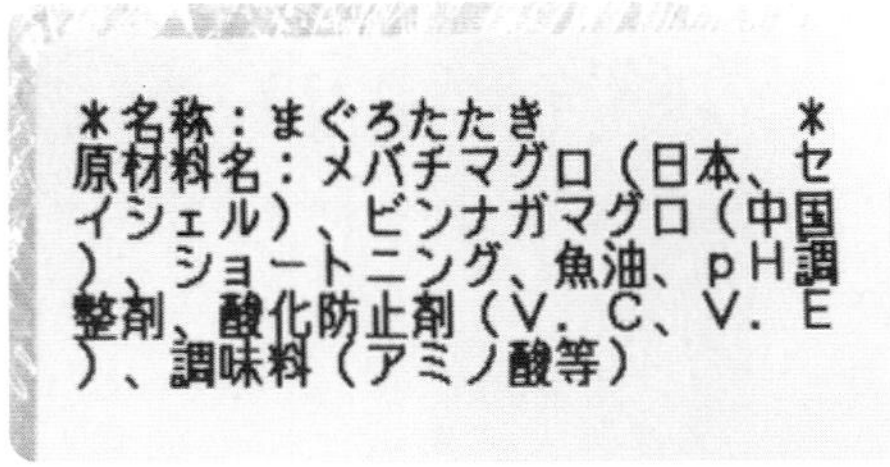

＊名称：まぐろたたき　＊
原材料名：メバチマグロ（日本、セイシェル）、ビンナガマグロ（中国）、ショートニング、魚油、pH調整剤、酸化防止剤（V．C、V．E）、調味料（アミノ酸等）

食品表示ラベルの一例

高脂肪なお魚は食べてはだめ？

スーパーでよく見かけるさば、ぶり。中には「脂質が多いから危険！　食べてはいけない！」と思っている人も多いようですが、必ずしもそうではありません。食べることがいけないのではなく、食べる量さえ調整すれば問題ないのです。量を減らすなど、一緒に食べる別のおかずを工夫しながら、**1食の脂質量が15gを超えないように**すれば良いのです。

忙しい時に便利なお魚の缶詰

さば缶、ツナ缶、いわし缶などが定番のお魚の缶詰。前途した通りさばは脂質が多いので食べる時には内容量や脂質量を確認して食べる量を調整するようにしましょう。

ツナ缶は水煮缶と油漬では同じ1缶（70g）でも脂質量は0.2gと17.2gで油漬は水煮の86倍の脂質量になります。たとえ、キッチンペーパーなどで油を切っても**水煮缶は圧倒的な低脂質**なので、ダイエット中は水煮缶が断然おすすめです!

缶詰は賞味期限も長く年単位でストックしておくのにとても便利な食品です。あと1品欲しい時に追加するのも良し。サラダにかけたり、スープにしてみたり、アレンジも無限大です。

スーパーでお魚を買っても料理するのが面倒……なんて人は缶詰に頼ってみるのも良いと思います。

夜

ダイエット中のお寿司の食べ方

ダイエット中でもお寿司を食べても大丈夫!? お寿司屋さんで何を食べるのがベストなのかは3つのポイントを覚えておけば安心です。

お寿司屋さんによってお寿司のサイズは多少変わりますが、一般的な回転寿司やスーパーのお惣菜売り場にあるお寿司であれば、シャリは約20gくらいです。**ダイエット中の1食のお米の量は女性の場合100gが理想なので、20g×5貫＝100gつまりお寿司は5貫食べられる**ことになります。高級なお寿司屋さんではシャリが小さめになることが多いので、一貫15gくらいで6〜7貫くらいが目安です。

お寿司のネタの選び方も肝心です！ お魚でも、高脂肪なネタもたくさんあります。脂質の多いものは避けて、なるべく脂質の

高脂質なネタ

うなぎ・穴子・さんま・しめさば・さば
ぶり・はまち・かんぱち・大トロ・中トロ
ネギトロ・トロたく・太刀魚

低脂質なネタ

**まぐろ赤身・びんながまぐろ・たい
かつお・あじ・ひらめ・金目鯛・サーモン
いか・たこ・貝類・かに・えび・魚卵類
納豆巻き・青のり・芽ねぎ・かっぱ巻き　など…**

少ないものから選択するのがおすすめ。

そしてなんと言っても必ず守りたいのは「ベジタブルファースト」です。お寿司に限らず毎回必須ではありますが、お寿司屋さんであれば、**サラダやお味噌汁を最初に食べる**ようにしましょう。サラダにはドレッシングがかかっていることが多いので「ドレッシング別添え、もしくはかけないで下さい」とオーダー時に一言添えて脂質カットを！　お店によってはサラダがないこともあるので、お寿司屋さんに行く前に、自宅でベジタブルファーストをしておくか、持ち運べるようなもの（おしゃぶり昆布や野菜ジュースなど）を食べておくのも一つの手です。お寿司が5貫だと足りない！　という人は、もずく酢や茶碗蒸し、お刺身などを注文して食べる量を増やしてみましょう。

お寿司の酢飯には砂糖が含まれていますが、5貫程度であれば気にする量ではありません。毎日酢飯生活なんて人はいないと思いますし。ダイエット中でもお寿司を食べる時のポイントを意識して、美味しく！　楽しく！　食べましょう。

夜

ダイエットにおすすめのお肉

動物性の脂には、飽和脂肪酸が多く含まれています。飽和脂肪酸の摂取量が多いと小腸の上部からＧＩＰというホルモンが分泌されるのですが、このホルモンが脂肪細胞に働きかけてしまうと**体脂肪合成を促進**させてしまいます。

ＧＩＰは胃酸の分泌を抑えたり、インスリン分泌量の調整をしたり、骨を作る指令を出してくれる役割もあるので、悪者ということではありませんが、体脂肪を減らしたい方は**ＧＩＰの分泌は減らした方が良いでしょう。**

脂質の少ない牛肉順

部位名	脂質（g）	たんぱく質（g）	重量（g）	目安量
牛レバー	2.2	11.8	60	焼肉用 4 枚
牛モモ（脂身剥がし）	4.5	9.2	45	焼肉用 2 枚
牛ヒレ（赤身）	4.5	8.3	40	焼肉用 2 枚
牛ランプ（脂身剥がし）	4.9	6.9	35	ステーキ 1/3 枚
牛かた（脂身剥がし）	5.2	6.3	35	薄切 2 枚
牛もも（脂身つき）	5.3	7.8	40	しゃぶしゃぶ 2 枚
和牛ヒレ肉	5.3	6.7	35	焼肉用 2 枚
牛ランプ（脂身つき）	5.3	5.6	30	ステーキ 1/4 枚
牛かた（脂身つき）	5.9	5.0	30	すき焼き用 1 枚
牛サーロイン（脂身剥がし）	6.1	5.5	30	2cm幅 1 切れ
牛挽肉	6.3	5.1	30	ピンポン玉 1 個
牛かたロース（脂身剥がし）	6.3	4.1	25	すき焼き用 1 枚
牛かたロース（脂身つき）	6.6	4.1	25	すき焼き用 1 枚
牛ハラミ	6.3	3.7	25	焼肉用 2 枚
牛タン	6.4	2.7	20	焼肉用薄切り 1 枚
牛サーロイン（脂身つき）	7.0	4.1	25	1cm幅 1 切れ
牛バラ肉（脂身つき）	7.5	3.1	15	焼肉用薄切り 1 枚

※この表は一般的な 1 食分としてイメージしやすい量で作成しています。

脂質の少ない豚肉順

部位名	脂質（g）	たんぱく質（g）	重量（g）	目安量
豚レバー	2.0	12.2	60	焼肉用 4 枚
豚モモ（脂身剥がし）	3.3	11.8	55	とんかつ 3 切
豚かた（脂身剥がし）	4.2	8.9	45	焼肉用 2 枚
豚もも（脂身つき）	4.6	9.2	45	焼肉用 2 枚
豚ロース（脂身剥がし）	4.8	8.4	40	生姜焼き 2 枚
豚かた（脂身つき）	5.1	6.5	35	薄切り 2 枚
豚かたロース（脂身剥がし）	5.6	6.2	35	薄切り 2 枚
豚ロース（脂身つき）	5.8	5.8	30	薄切り 2 枚
豚かたロース（脂身つき）	5.8	5.1	30	薄切り 2 枚
牛ひき肉	6.0	6.2	35	卵サイズ 1 個弱

脂質の少ない鶏肉順

部位名	脂質（g）	たんぱく質（g）	重量（g）	目安量
ささみ	0.6	17.3	75	小 2 本
若鶏胸肉（皮なし）	1.3	16.3	70	1/3 枚
砂肝	1.5	15.6	85	焼き鳥 2 本
鶏レバー	2.2	13.2	70	焼き鳥 2 本
若鶏胸肉（皮つき）	3.2	11.7	55	1/3 枚
若鶏もも肉（皮なし）	3.3	12.4	65	1/3 枚
若鶏手羽元	5.1	7.3	40	大 1 本
鶏ひき肉	5.4	7.9	45	卵サイズ 1 個
若鶏もも肉（皮なし）	5.7	6.6	40	焼き鳥 1 本

脂質の少ないその他の肉順

部位名	脂質（g）	たんぱく質（g）	重量（g）	目安量
鹿肉（赤身）	1.0	15.6	70	手の平２枚
馬肉（赤身）	1.8	14.1	70	手の平２枚
ラムもも（脂身つき）	4.8	8.0	40	薄切り１枚
マトンロース（脂身つき）	5.3	6.9	35	薄切り１枚
マトンもも（脂身つき）	5.4	6.6	35	薄切り１枚
生ハム	5.5	7.7	30	２枚
ロースハム	5.6	6.6	40	３枚
いのしし（脂身つき）	5.9	5.6	30	薄切り２枚
ラムかた（脂身つき）	6.0	6.0	35	薄切り１枚
フランクフルト	6.2	3.2	25	1/2 本
ラムロース（脂身つき）	6.5	3.9	25	ピンポン球１個
ウインナー	7.1	3.3	25	小２本

 ※この見開きページの表は一般的な１食分としてイメージしやすい量で作成しています。

夜

ダイエット中の焼肉の食べ方

やせたい！　でも焼肉を食べたい！　ダイエット中に焼肉を食べることは決してNGではありません。好き勝手に食べることは考えものですが、意識できることはたくさんあります。

まずはなんと言っても「ベジタブルファースト」です。**食物繊維は吸収してしまう脂質を最大20％排泄**してくれる効果があります。そして**事前に野菜・海藻・きのこなどを食べておくことで、ある程度食欲を抑える**工夫になります。焼肉屋さんにベジタブルファーストできるものが確実にあるかわからない場合は、お店に行く前に自宅や出先などでできるベジタブルファーストをしておきましょう。

特に大好きな人も多い焼肉メニューの2トップといえば……「牛タン」と「ハラミ」です。なんとなくヘルシーな印象もありますが、実は脂質の多いお肉！　一般的にこれらのお肉は脂質が多いのでダイエット中は避けるようにしてみてください。

・イチボ（外腿につながる臀部）
・カイノミ（肋骨）
・カルビ／バラ（肋骨）
・ギアラ（第四の胃）
・サーロイン（背中から腰）
・ザブトン（肩ロース）
・サンカク（肩バラ）
・シャトーブリアン（ヒレの中央部）
・タン（舌）
・ハチノス（第二の胃）
・ハラミ／サガリ（横隔膜）
・マルチョウ（腸）
・ミスジ（肩の中央部）
・ロース（背中）

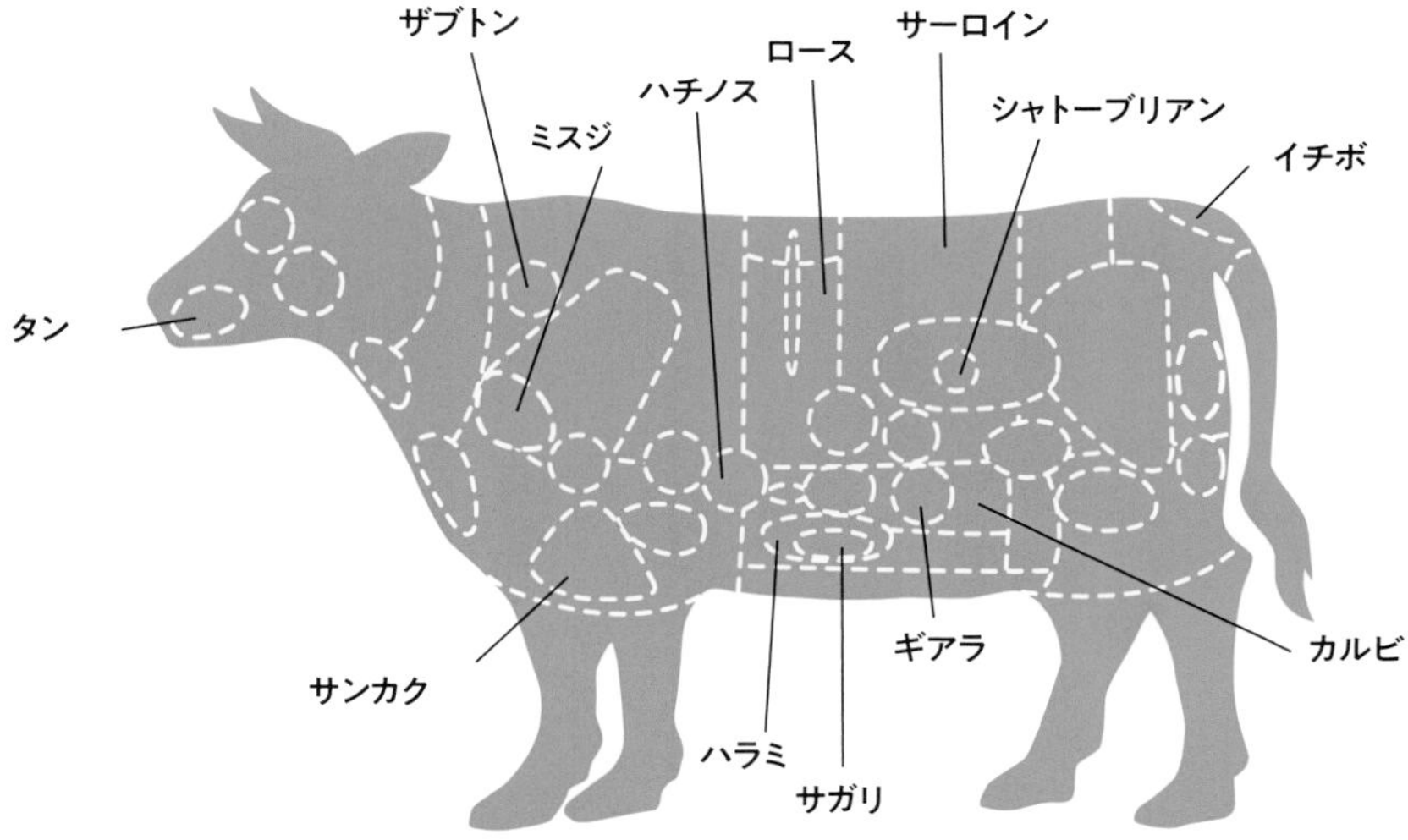

サイズにもよりますが、だいたい手の平に乗る1枚くらいのサイズで脂質は6g〜の目安です。

これじゃあ何も食べられるものが無い！　普段食べている焼肉はほとんどが脂質の多いもの！　そう思う方……ごめんなさい。そうなんです。お肉は脂が多い方がジューシーで柔らかいです。だから美味しいのです。

これらを一生食べられないわけではなく、あくまでもダイエット中は食べられる部位を選びましょうというお話。次に挙げる部位は脂質が少なく、安心して食べられるので、この中から選ぶようにしてみてください。

外食で脂質を15g以下に抑えることは難しいですが、せめて20gは超えないように頑張ってみましょう。

・カメノコ（もも）
・クリ／クリミ（肩から前腕上部）
・コブクロ（子宮）
・シンシン／マルシン（もも）
・センマイ（第三の胃）

・ツラミ（頬）
・トウガラシ（肩甲骨）
・軟骨
・ハツ（心臓）
・ヒレ（腰の奥）
・ミノ（第一の胃）
・ランプ（臀部の上部）
・レバー（肝臓）

その他に、エビやタコ、イカ、ホタテなどの海鮮メニューがあるお店もあります。これらの魚介類は脂質がとても少なく、なおかつたんぱく質が豊富なのでダイエット中の強い味方です！　手の平2枚分ほど食べて80kcal前後なので、お肉だけでなく、海鮮メニューがあれば是非オーダーしましょう（ただし、エ

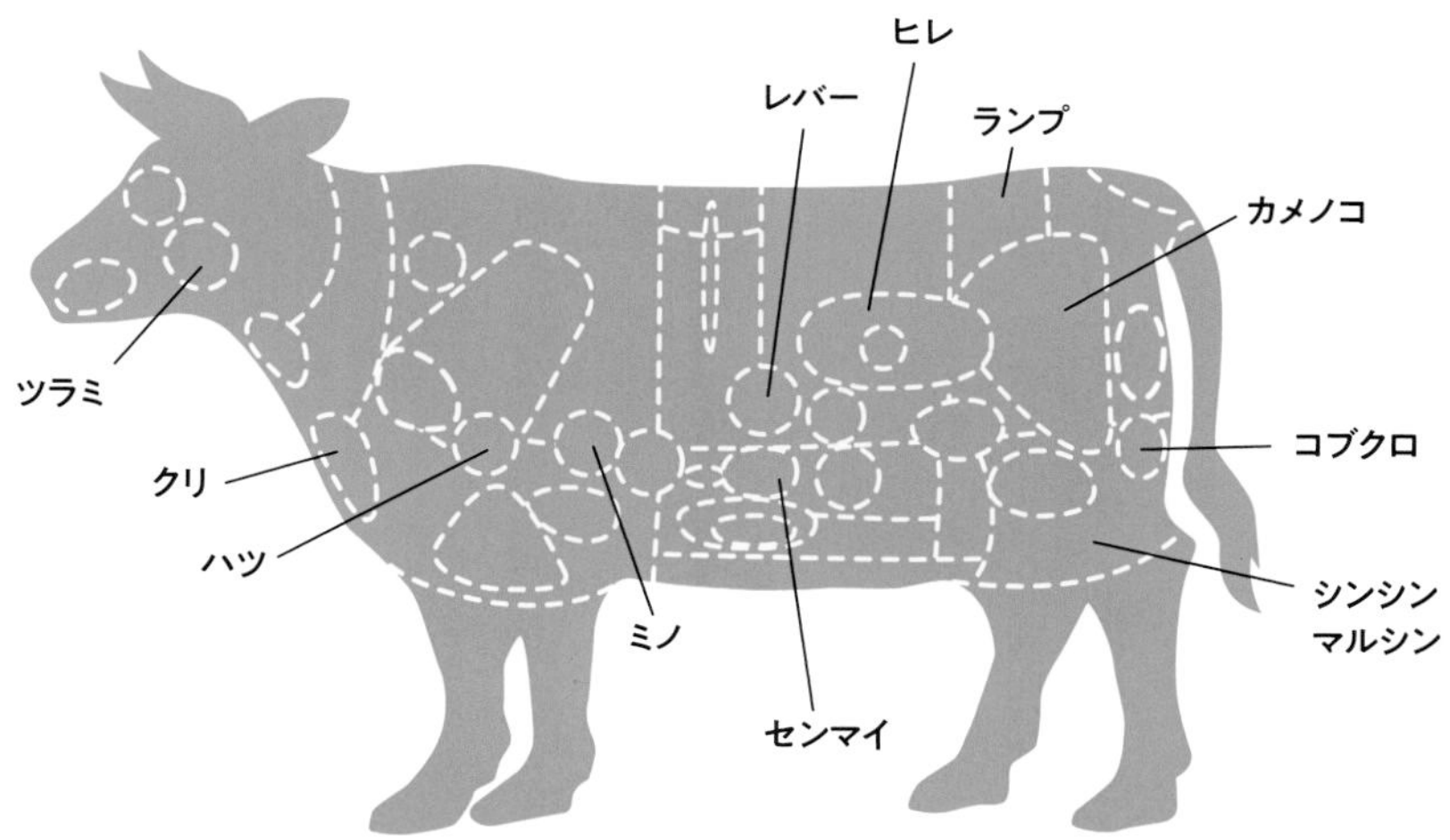

ビ、タコ、イカ、ホタテなどはコレステロールや尿酸値を上げてしまいやすいので、これらの数値が高い方は食べ過ぎに注意が必要です。レバーやハツも気をつけてください)。

サラダやお肉だけでお腹いっぱいにならない場合は、スープをオーダーするのも良いでしょう！　わかめスープや卵スープ、野菜スープであれば多少のごま油が入っていることもありますが、具材が食事のかさ増しになって満腹感を感じやすくなります。一緒に焼肉に行く人との関係性などにもよりますが、オーダーする時にいきなりお肉を頼むのではなく、焼き野菜やきのこがあるお店もあるので、こういったメニューから焼いて食べるのもおすすめです！

焼肉を食べるときのよくあるうっかりミス

- ナムルは野菜を食べられますが、たっぷりのごま油で和えているので注意。
- サラダはドレッシング別添えでオーダーするように。
- お肉は上や特上になればなるほど霜降りの高脂肪になることを忘れずに。

●お米はいきなり食べず食事の最後の方で100gを食べましょう（お酒を飲んだ場合はカット）。

夜

調味料をダイエットに活用

ダイエット中は、どんな調味料を選ぶのかも重要です。

塩、こしょう、醤油は糖質も脂質もほぼゼロで安心な基本の調味料ですが、この中から味付けをチョイスしてばかりいると、どうしても飽きがきてしまいますよね。

そんな時は、**ノンオイルドレッシング、ポン酢、めんつゆ、ソース、ケチャップなども活用して味付けに**変化を持たせましょう。これらは脂質メインの調味料ではないので使用しても問題ありません。

「糖質が入っているから」と敬遠したくなる気持ちは分かりますが、ジュースのようにガブガブ飲んだりドバドバかけたりすることがなければ、1度に使う量としてはさほど気にする糖質量ではありません。

こういった脂質をほとんど含まないものを使っていれば「やせない原因が調味料」という人はほぼいないはずです。**調味料は味付けのバリエーションを増やし、食事を楽しくさせてくれる**ものなので、好みのものを見つけて賢く取り入れましょう。

出汁粉

出汁は旨味を豊富に含むので料理に加えるだけで美味しさがグッと広がります。出汁を丁寧に取るのも素晴らしいですが、手っ取り早く旨味を取り入れるなら出汁粉!

化学調味料無添加のものであれば身体にも優しいです。お味噌汁やスープ、炒め物はもちろん、卵かけごはんにかけて食べるのもおすすめ！ サラダにお酢と出汁粉をかけると、ドレッシング代わりになってさっぱり食べられます。

酸味

塩分を抑えたい場合は酸味を強くするのがおすすめ!

穀物酢、りんご酢、バルサミコ酢など風味がそれ

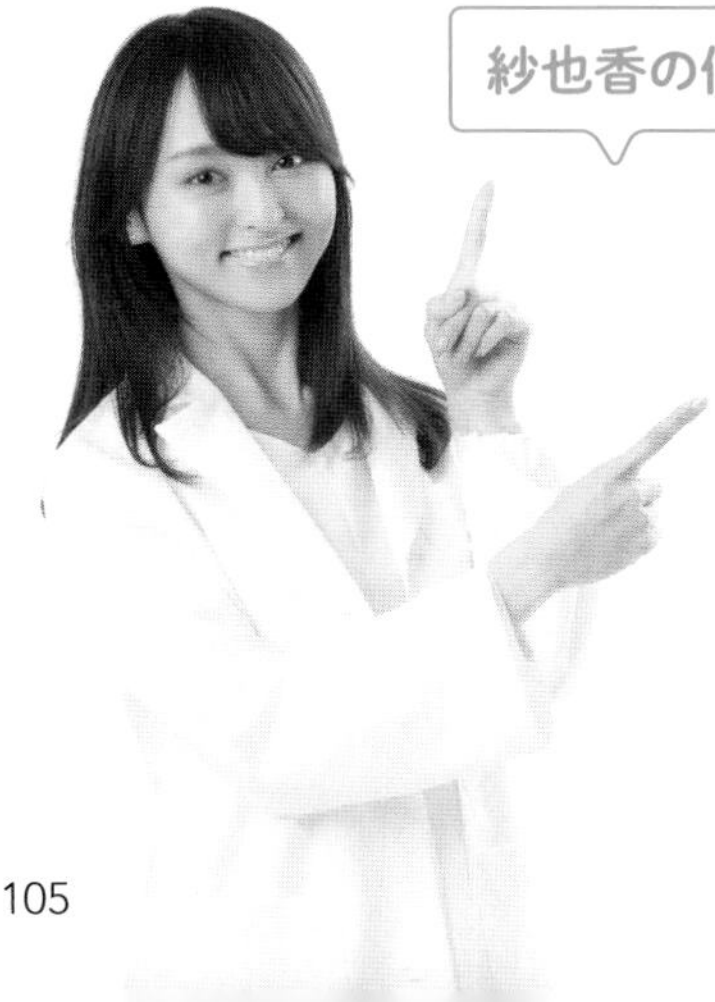

紗也香の個人的なおすすめ

出汁粉
宗田節だしパウダー
https://ashizuri.net/?pid=107503666

酸味
ミツカンの穀物酢、黒酢、バルサミコ酢

ぞれ異なるので、お料理に合わせてお酢の種類を変えてみるのもＧＯＯＤ！

お酢は豚肉との相性も良いので、酸っぱい炒め物も作ってみてください。

辛味

シンプルに唐辛子がおすすめ！　粉状のものか、粗くカットしたものかでも随分と風味が変わるので、お料理に合わせてお好みのものをチョイスして楽しんでください。また、辛味も塩分を抑えるために有効です！

コチュジャンや豆板醤は使いやすいので重宝します。これらには糖質も含まれますが、１度の使用料が過度な量でなければ問題ありません。

スパイス

紗也香の個人的なおすすめ

辛味
カルディの唐辛子粉（粗挽き）

スパイス
S&B のカレーパウダー

塩
カルディのイタリアンハーブ、ディーン & デルーカのトリュフ塩

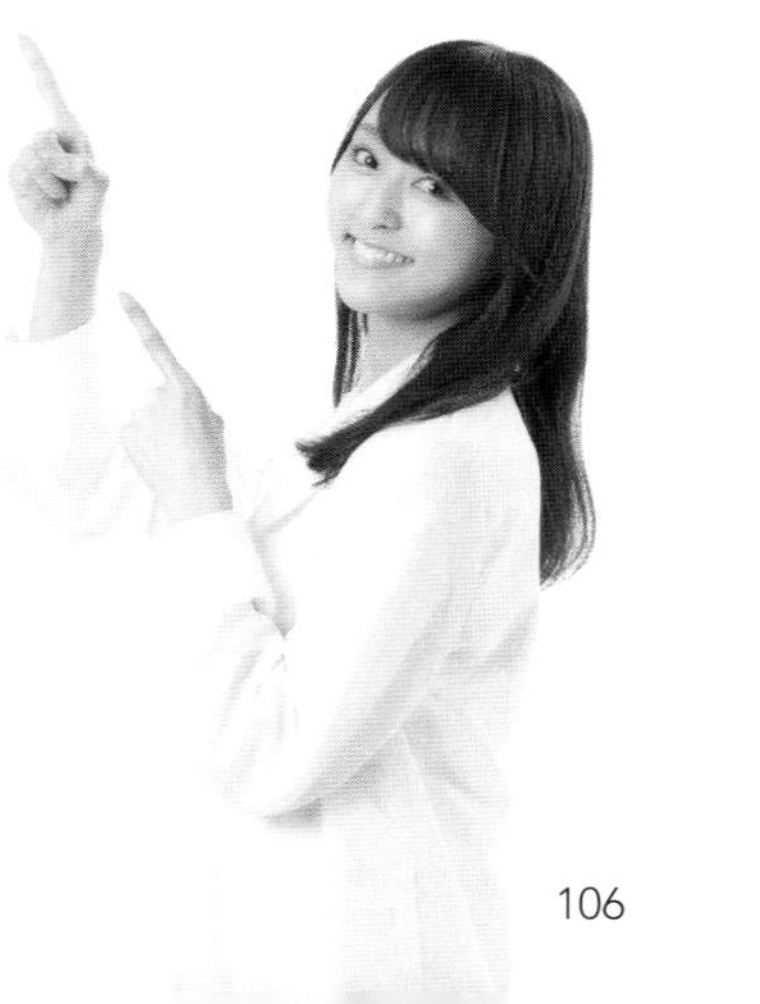

カレールゥは油や小麦粉がたっぷり含まれるのでダイエット中には避けたいですが、カレー粉であればＯＫ！

お魚にもお肉にも合うので、塩こしょうや醤油の味付けに飽きた時は変化球の味付けとして便利。野菜の炒めものに入れるのもいいですね。

カレールゥは高脂肪になってしまうのでダイエット中は控えた方が良いですが、鶏ひき肉やソイミートを使って、お好みの野菜をみじん切りにしたものと炒めてから、カレー粉、ケチャップ、ソース、コンソメ、塩こしょうで味付けをすれば低脂質のドライカレーも作ることができます！

塩

一般的な天然塩だけでなく、ハーブ入りソルトや、ニンニク入りソルト、トリュフ塩、藻塩など、塩にも色々な種類があります。

生野菜に好きな塩をかけてシンプルに食べるのも良いですし、スープの味付けをする時に塩を変えるだけで味の印象が変わるので、楽しみながら色々試してみて下さい。

醤油

出汁醤油というものがあり、醤油ベースにみりんや砂糖、魚や昆布などの出汁がブレンドされています。みりんが濃いめの甘いもの、出汁のアピールが強いものなど、好みで自分に合うものを見つけましょう。

ノンオイルドレッシング

ひと昔前はノンオイルドレッシング＝青じそくらいでしたが、今はびっくりするくらい色々な種類が出ています。

サラダだけでなく、豆腐、お肉、お魚など色々なお料理の味付けにも使えるので、冷蔵庫に何種類か置いておくと気分で味が選べていいですね。

家族の分も料理をしている方は、下ごしらえから

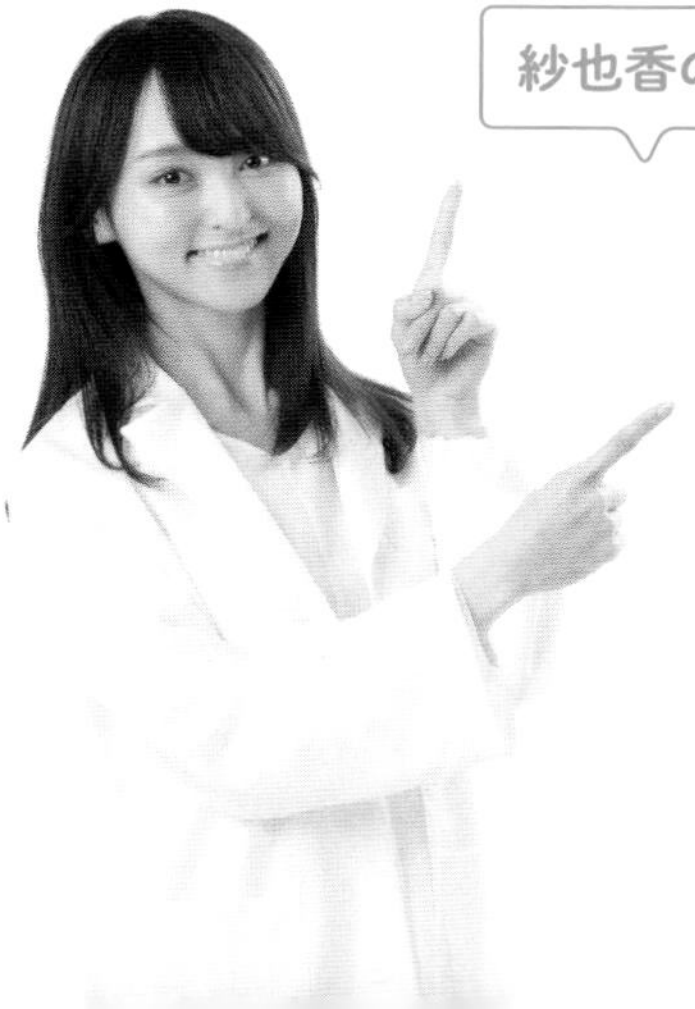

紗也香の個人的なおすすめ

醤油
コトヨ和院

ノンオイルドレッシング
リケンのノンオイルシリーズ

調理までは家族分まとめて作り、最後の味付けの前に自分の分だけ別皿に移し、ノンオイルドレッシングで味付けてみるのもおすすめです！

コンソメ、鶏ガラスープの素、中華味の素

これらの調味料には油や砂糖が含まれていますが、気にするほどではありません。それぞれのカロリーも、コンソメのキューブは1つで12㎉、鶏ガラスープの素は小さじ1杯で4.8㎉、中華味の素は小さじ1杯で4.9㎉。

脂質も0・05～0・24gでとても少ないです。これらを使ったからと言って高糖質、高脂質になるわけではないので、お料理を美味しくしてくれる調味料として安心して使って大丈夫です。

ちなみに味覇（ウェイパー）も小さじ1杯で21㎉ですが脂質が1.8gで他のものよりかなり高めになります。使いすぎなければ問題ありませんが、ダイエット中に中華風のお料理をするのであれば、中華味の素の方がベターです。

調味料のよくある質問

砂糖やみりんは使わない方がいい？

砂糖はブドウ糖と果糖がペアになっているショ糖という糖質なので、「果糖は控える」という考えからすると避けた方が良いものです。

ダイエット中にスイーツのようにたっぷりの砂糖が入ったものを食べるのは考えものですが、食事を美味しく食べるための調味料として適量を使う分には問題ありません。

砂糖無しのお料理を頑張って作ってみたものの、美味しくない……食べる気にならない……というのであればそれはストレスだったり、無理をし過ぎているのかもしれません。

神経質になりすぎてしまうと、食べられるものがかなり限られてきてしまいます。

シビアな管理が得意な人もいれば、ストレスになってしまう人もいると思うので、まずは続けられる食事内容なのか？　を大切にして、**美味しく食べられるように砂糖やみりんは適量使いましょう！**

砂糖には、白砂糖以外に三温糖や黒糖といった茶色い砂糖もあり、白砂糖は身体に悪く、茶色い砂糖は身体に良いイメージを持つ方は多いかもしれません。しかし、決して白砂糖が身体に毒なわけではないです。そして砂糖に限らず何でも摂りすぎれば身体には良くない影響があります。

では砂糖の種類によって何が違うのか？　それは材料や産地、そして砂糖の作り方です。

白いものは精製されているのでミネラルなどの栄養がほとんど残っていないのに対し、黒糖はミネラルなどの栄養が残っているので身体に良いと言われています。またお料理によって砂糖を使い分けることで味のコクなども変わるので、使い方の工夫はおすすめです。

白砂糖（上白糖、グラニュー糖）　精製しているためミネラルなどの栄養はゼロ。漂白されているわけではなく、砂糖の結晶で白く見えている。結晶の表面が光で反射されて白く見えるが、結晶自体は無色透明。料理の香りや色を変えないのでどんな料理にも使いやすいと言える。

三温糖　ミネラル分が０・２５％ほど含まれるが、上白糖の糖液を煮詰めているので茶色いだけで、実は上白糖とほぼ同じ成分。白砂糖より少しだけ香ばしく色もついているので煮物や照り焼きに使うのがおすすめ。

きび砂糖　白砂糖に比べてカリウムやマグネシウム、鉄などのミネラルが残っている。さとうきびの風味とまろやかさが残っているので煮物や焼き菓子に使われることが多い。

てんさい糖　ショ糖純度は98％で白砂糖とほぼ同じ。カリウム、カルシウム、リンなどのミネラルが残っていて、オリゴ糖も含まれている。まろやかな甘さが特徴で煮物や照り焼きに合う。

黒砂糖　ミネラルやビタミンなどその他の成分が15％含まれる。栄養が豊富に残っている。独特な香りとコクが強いため、煮物や佃煮など味の濃いものに使うことが多い。

砂糖にまつわる噂を検証

白砂糖は麻薬のような依存性がある!?

→食べ方を工夫すれば問題なし!

砂糖がたっぷりのスイーツ類や、ブドウ糖果糖液糖のような高濃度の糖質を含む食べ物を食べると、脳から「報酬系」というものすごく強烈な幸福を感じさせる神経が刺激されます。

その場では満足する量を食べたとしても、脳では短期記憶として残ってしまうためすぐにまた食べたい！ と強い欲求にかられてしまうのです。同時に幸福感を感じさせるドーパミンの分泌も過剰になるのでホルモンのバランスが崩れ、**甘いものを食べたい欲求がうまくコントロールできなくなって依存状態に陥ってしまう**のです。

フルーツも種類や熟し方にもよって割合は変わりますが、果糖を含む食品なので、食べるのが癖になっている方はもしかすると報酬系の影響かもしれません。

報酬系は短期記憶。1～2週間で忘れることができるので、食べないと落ち着かない、中毒的になっているかも、と思い当たる人は、まずは2週間頑張って一旦リセットし、その後食べる頻度や量を決めると良いでしょう。

また、**一気に高糖質なものを食べると血糖値が急上昇急降下し、血糖値の乱高下によって「また甘いものが食べたい！」という欲求が抑えにくくなります。**

スイーツ類は食間や空腹時に単品で食べてしまうと、強い刺激になりやすく注意が必要です。食後のデザートに取り入れたり、食前に野菜・海藻・きのこ類などの食物繊維をしっかり摂ってから食べる工夫をし、血糖コントロールをしましょう。

白砂糖に限らず黒糖やきび砂糖などの他の砂糖類も同じで、白砂糖だけが危険な訳ではありません。「白砂糖だから危険！」と思うのはやめましょう。

ちなみに砂糖は、ブドウ糖と果糖がくっついたものでこれをショ糖と言いますが、半分は果糖です。果糖は炎症作用があるので大量に摂ることはヘルスケアの観点からしてもおすすめしません。例えば清涼飲料水やジュースには大量の果糖（ブドウ糖果糖液糖など）が含まれていて、頻繁に飲んでいるとすい臓からのインスリン分泌がうまくできなくなってしまう原因（ソフトドリンク症候群）にもなるのでダイエット中に限らずこういった高果糖なドリンクの一気飲みや頻繁に飲むようなことは気をつけましょう。

白砂糖は酸性の食べ物だから、血液を酸性に傾けてカルシウムやミネラルを奪う!?

↓酸性の食べ物を食べたとしても、血液のpHが変わることはありません。

食べ物が酸性かアルカリ性かは、その食品を燃やした灰が、水に溶かした時に酸性になるかアルカリ性になるかで調べます。

白砂糖は燃やしてもほとんど灰が出ず、その灰を調べても酸性になるものもあればアルカリ性になるものも、中性になるものもあります。

身体には恒常性機能によって血液は常に弱アルカリ性に保たれているので、健康な人であれば**食べ物によって血液が酸性やアルカリ性に傾くことはありません**（血液検査でpH値は調べられます）。

ちなみに酸性食品が身体に悪くアルカリ性食品が身体に良いといったイメージがあるのは、酸性のものはお肉やお魚、卵などカロリーが高くなりやすい食品が多いのに対して、アルカリ性食品は野菜やフルーツ、海藻類といった低カロリーなものが多いことが理由として考えられます。

どちらが良い悪いではなくバランスが大切。酸性の食べ物を極端に心配する必要はありません。

白砂糖は精製されてミネラルがない!? 黒糖はミネラル豊富!?

↓黒糖から1日に必要なミネラルを摂ろうと思うことが間違い。

確かに黒糖は精製されていないので白砂糖に比べるとミネラルなどの栄養素が15%ほど多くなりますが、黒糖からしか摂ることができないミネラルはありません。1日に必要なミネラルを黒糖だけで補おうとすれば、たとえ黒糖でも糖分の過剰摂取になってしまいます。黒糖から必要なミネラルを摂ろう！と考えるのではなく、ないより嬉しい！ 摂れたら嬉しい！ くらいの気持ちでいた方が良いと思います。

白砂糖でも黒糖でも、食べ過ぎは良くないです。

砂糖やみりんは、めんつゆやポン酢、ノンオイルドレッシングなどの調味料に含まれていますが、料理では煮物に使う程度だと思います。白砂糖がだめ、黒糖は良い、ではなく、料理によって砂糖それぞれの特徴を活かし使い分けましょう。

夜

ダイエット中のプロテインの飲み方

やせるためにプロテインが必要かというと、そうではありません。ダイエット中にプロテインを摂るのは、食事から摂れるたんぱく質の量が少ない時だけでOKです。ダイエット中は食事を制限しようと全体的に食事量を減らしてしまう人が多く、食事量に比例してたんぱく質の摂取量も低くなってしまいます。**食べる量を減らしてやせるのではなく、どの栄養素をどのくらい食べるかの管理をしながらのダイエットを**心がけましょう。

また、たんぱく質は身体の材料として、筋肉・血液・皮膚・髪の毛だけでなく、酵素やホルモンのためにも大切な栄養です。

一般的にはプロテイン1杯には約15~20gのたんぱく質が含まれています。成人女性が1日に必要なたんぱく質は約50g。食事を用意する時間、食べる時間すら取れない時には、**コンビニおにぎりとプロテインでぱぱっと済ませるのも、一つの選択とし**て覚えておくのもよいでしょう。

たんぱく質を含むおかずに関しては、手の平2枚分くらいでたんぱく質20g前後摂れると考えていいでしょう。1人前の平均的なお肉、お魚料理はほとんどが手の平2枚分くらいです。極端に量を減らしていなければたんぱく質が足りない！　ということは考えにくいので、**プロテインばかりに頼るのではなく、あくまでも補助食品として**取り入れましょう。

ドラッグストアなどでは、ホエイプロテインとソイプロテインの2種類がよく置いてありますが、それぞれ成分や効果が違います。

ホエイプロテインは牛乳から作られている動物性のプロテインです。水に溶けやすいため吸収スピードが早く、トレーニング後など素早く筋肉の材料にしたい時にはおすすめです。

しかし、牛乳には乳たんぱく以外に、乳糖や乳脂肪といった栄養素も含まれています。乳糖はブドウ糖と違い、肝臓でエネルギーとして貯めることができず体脂肪に変わりやすい特徴があるので、**ダイエット中にホエイプロテインを選択することはやめましょう。**牛乳を飲むとお腹をくだしてしまう乳糖不耐性の方もホエイプロテインは避けた方が良いですね。

ダイエット中は、筋肉を増やす目的の身体作りではなく、体脂肪を減らす目的の食事です。筋肉を増やすには、高強度でできるジムでのトレーニングはもちろん、食事ではインスリンをしっかり分泌できるブドウ糖を食べる量を増やすことも大切です。筋肉は簡単に大きくならないため3ヶ月くらいは時間をかける必要もあり、週3以上のジムトレ＋毎食のお米は300〜400gくらい＋捕食……このくらい行わなければ難しいです。

筋肉を増やしながら体脂肪を減らすことは厳密な食事管理と運動管理を行うことができれば可能ですが、お仕事をしている社会人の方、家事育児をしている主婦の方、日中は学校に通う学生の方などは、そこまでの管理は難しい方が多いと思います。ただ、筋肉の維持にも栄養バランスの整った食事をすることは大切なので、極力筋肉は減らさないようにしつつ、まずは体脂肪をガンガン減らす！その後で、筋肉を増やしていく食事や運動に切り替えた方が、結果的に1番の近道です。

ソイプロテインは大豆から作られている植物性のプロテインです。なんとなくホエイプロテインは男性向け、ソイプロテインは女性向けなパッケージで売られていることも多いですが、それはただのイメージです。

ソイプロテインはホエイプロテインに比べて水に溶けにくくゆっくり吸収されると言われています。また、大豆由来のため乳脂肪も含まれないので余計な脂質を摂らないで済みます。**ちょっと甘いものが欲しい時や、食事からのたんぱく質が不足してしまう時**に取り入れるのはおすすめです。

食後には甘いものを食べたい！　食事の間にお腹が空きすぎて辛い！　甘いものを食べたい欲求がどうしても抑えられない！　など、ダイエット開始時は今までの食習慣が変わることでこう感じる方も多いです。そんな時、ソイプロテインはほのかな甘味を感じることができるので、ちょっとした**デザートやおやつとして取り入れる**のはおすすめ。ただ、それが習慣化し間食として頻繁に飲むことが続いてしまうのは考えものです。

たんぱく質は、身体の中で使わない分は尿として排泄されるという特徴はありますが、たんぱく質に含まれている窒素を優先して燃焼しています。そのため、蓄えている体脂肪の燃焼はおざなりになり、**太りはしないものの、やせもしない状態に**。お財布の中に1万円があり、その上でもらったお小遣いから優先して使ってしまうから、いつまで経っても財布の中が減らないのはいいけれど、お金も一向に貯まらない。そんな感覚に近いでしょうか。

ソイプロテインは、どうしても！　という時だけの特別アイテムと認識しておきましょう。

ただし女性は毎月やってくる生理のタイミングで経血として体からタンパク質が出ていきやすく、いつものたんぱく質摂取量では足りない場合もあります。また、ビタミンやミネラルも不足しやすいため、**生理期間中の1日1食だけソイプロテインを追加するといった使い方はおすすめ**です。

ちなみに大豆や豆乳、ソイプロテインには大豆イソフラボンが豊富に含まれています。大豆イソフラボンは女性ホルモンの体内のエストロゲン受容体に結合すると効果を発揮するので、女性が積極的に摂ることで、ホルモンバランスを整えたり、生理痛を緩和したり、更年期障害、乳がんを予防するなど、様々な効果があるイメージがあります。ただ、実はエストロゲンにはαとβがあり、αは子宮など女性の生殖に関わる臓器に作用、βは男女問わず脳に作用するので、役割がそれぞれ違っています。そして大豆イソフラボンは、αではなくβに対して作用されるので、大豆製品やソイプロテインを積極的に摂ったとしても生理や子宮への作用は考えにくいです。

大豆イソフラボンは女性に嬉しい作用がありそうなイメージを連想しますが、違うものと認識しておきましょう。

ただ、大豆イソフラボンを適度に摂取すると、骨粗しょう症や動脈硬化、認知症の予防が期待できると言われています。大豆製品も適度にバランス良く食事に取り入れましょう！

まとめ

ホエイプロテインは、牛乳由来の動物性たんぱく質

- ホエイプロテインは、乳たんぱくだけでなく乳糖や乳脂肪も摂ってしまうのでダイエット中は必要なし。
- 身体作りが目的で筋肉を増やしたい時は、トレーニングに合わせてホエイプロテインを追加するのはOK。

ソイプロテインは、大豆由来の植物性たんぱく質

- 食事でたんぱく質が不足してしまう時、ソイプロテインを取り入れるのはおすすめ。
- どうしても甘いものが欲しい時、ソイプロテインを取り入れてもOK。
- 間食でソイプロテインを飲む頻度が高くなると、やせにくくなるので注意。
- 高たんぱく食は、腎臓に負担をかけるので、過剰摂取に注意。
- プロテインバーは、砂糖や油がたっぷり含まれているお菓子なので、やせたい人は食べるのを避ける。

夜 ホルモンをダイエットの味方に

ホルモンは自分の意思で分泌させることや、分泌させないように逆らうことはできませんが、どうしたらホルモンが分泌されるのかを知ることでコントロールすることはできます。

ダイエット効率を上げるために、おすすめしたいホルモンコントロールがいくつかあるので紹介します。

グレリン

胃が空っぽになると、「食べろ!」と強い食欲を感じさせるホルモンです。食べ物に関係なく胃に何か入ればグレリン分泌は止まってくれるのですが、「何時にごはん!」と分かると、その30分くらい前からグレリンがたくさん分泌され始めます。

そして「すごくお腹が空いた!」という状態で胃に何か入ってくると分泌がピタッ

と止まりその差が大きくなることで食欲が抑えやすくなります（ただし食べる量が少ないとすぐにまたグレリン分泌されてしまいます）。

「何時にご飯を食べる！」と決めておくだけで、身体はホルモン分泌を調整してくれるので、なるべく食事の時間は事前に決めておくことをおすすめします。

ちなみにデザートが別腹で食べられるのもグレリンが影響しています。コース料理や食事会など、誰かと一緒に食事をしていると会話も弾み、デザートまでの間にずいぶん時間が経っていることがあります。それはズバリ！　胃の中身が小腸へ進み、胃からグレリンが分泌され始めているからなのです。

グレリンが分泌されるかどうかは、胃に入る量そのものと関係しているので、栄養素の種類は問いません。ダイエット中であれば、**ゼロカロリー食品**を食べることでグレリンは止まってくれます。精神論ではなくこれはあくまでも身体の機能。グレリンを知ることで、お腹が空いた時に「グレリンを止めよう！」と思えるようになります！

そして、グレリンはただ食欲を感じさせるだけのホルモンではなく、成長ホルモンの分泌も活性化させてくれるので、**適度に分泌されていることで脂肪燃焼効果も期待**できる嬉しいホルモンでもあります！

レプチン

食欲を抑制してくれるホルモンです。

レプチンは中くらいの脂肪細胞から分泌されるので、普通体型や痩せ型の人は少量のレプチン分泌でお腹いっぱい！　と感じられますが、肥満体型の人など、脂肪細胞が大きくなりすぎていると、炎症を起こしてレプチンの効きが悪くなっていたり、レプチンの量がたくさん必要になるので、満腹感が得づらく、いつまでも食べ続けてしまうのです。

レプチンをしっかり効かせるには、体脂肪を減らして脂肪細胞のサイズを小さくすること！　脂肪細胞の数を減らすこと！　です。（脂肪細胞については2章の208ページ参照）

GLP-1（グルカゴン様ペプチド-1）

人間が消化吸収できない食物繊維などを食べた時、胃の下の方で分泌される食欲抑制効果の高いホルモンです。

GLP-1が分泌されると、強く食欲が抑制がされます。胃でも食べ物の消化を遅くさせてくれる働きがあるので、胃が空っぽになった時に食欲を引き起こすグレリンの分泌を抑えてくれます。

ベジタブルファーストはなぜいいのか？　野菜をたくさん食べることで胃が膨らんでお腹がいっぱいになるからだけではなく、**野菜を食べGLP－1がたくさん分泌されることで満腹感が得られる**からいいのです。

GLP－1の分泌には、食物繊維を食べる量が多いほど効果的です。粉状になっている食物繊維（イヌリンなど）や、野菜ジュース、トマトジュースにも食物繊維は含まれているので、出先などで野菜から摂るのが難しい方は、こういったものから取り入れても良いと思います（飲み物などではなく固形物で食べるのが理想ですが、どうしても難しい場合の代用としておすすめです）。

GLP－1は元々、糖尿病や肥満治療のために病院で治療薬として使用されていましたが、現代ではやせ薬として美容外科などでも使われています。注射などからGLP－1を摂取することで少量の食事で満腹感を感じられるため、必然的に食事量が減りやせていきますが、量が減ると必要な栄養さえ摂れなくなってしまうこともあるので、バランスが偏らないように気をつけましょう。

野菜や食物繊維を摂る以外に、**低酸素環境でもGLP－1は分泌されます。**山登りをした時に酸素が薄くなると食欲低下になることや、強度の高い筋トレをしっかり行った後、「あんなに動いたのになんであんまりお腹が空いていないんだろう?」という経験がある方は、その時GLP－1が分泌されていたということです。

「ちょっとお腹すいちゃったなぁ」と、何か食べたくなった時は、20分くらいで良いので心拍数がしっかり上がる強度の筋トレや有酸素運動をするとGLP－1が分泌されて食欲が紛れるのでおすすめです。

GIP（胃抑制ペプチド）

体内では炭水化物を食べた時どのくらいの量を食べたのかが分かりませんが、GIPがインスリンの量を事前にこのくらい！と準備してくれています。血糖値が上がったからインスリンを分泌する！のでは遅く、GIPが事前にすい臓に必要なインスリンの分泌量を準備することで、高血糖になるのを防いでくれています。

ただ糖尿病になると、このGIPがうまく作用しなくなってしまうため、血糖値をうまく下げられず、食後も血糖値が高いままになってしまいます。

注意すべきは、**GIPが脂肪細胞にも働きかけ、食べた脂質を積極的に体脂肪として蓄えようとすること。GIPを分泌するような食品を多く摂ると体脂肪を蓄えやす**

くなってしまいます。

GIPは本来飢餓に備えるための素晴らしい身体の機能ですが、ダイエットをしたい場合は、分泌はなるべく抑えることが理想です。

GIPが分泌されやすい食品は動物性の脂（飽和脂肪酸）です。肉類やバターなどは、GIPの分泌を促進させてしまうので、体脂肪を減らしたい時は頻度や量、部位などに気をつけましょう。

魚の脂（多価不飽和脂肪酸）は、GIPの分泌が少なく、動物性の脂の半分以下と言われています。魚を食べる習慣がない方は1日1食は魚メニューを取り入れられるように頑張ってみてください。ただし、いくら蓄積されにくい油といっても、脂質は1gで9kcalです。魚の脂でも太る食べ方をしていれば、脂肪細胞に蓄積されるので気をつけましょう。

ちなみに……。GIPは骨作りを促す作用があるので、骨折してしまった時や、骨粗しょう症予防、成長期の子どもには、GIPがしっかり分泌されるような食事にすることがおすすめです。

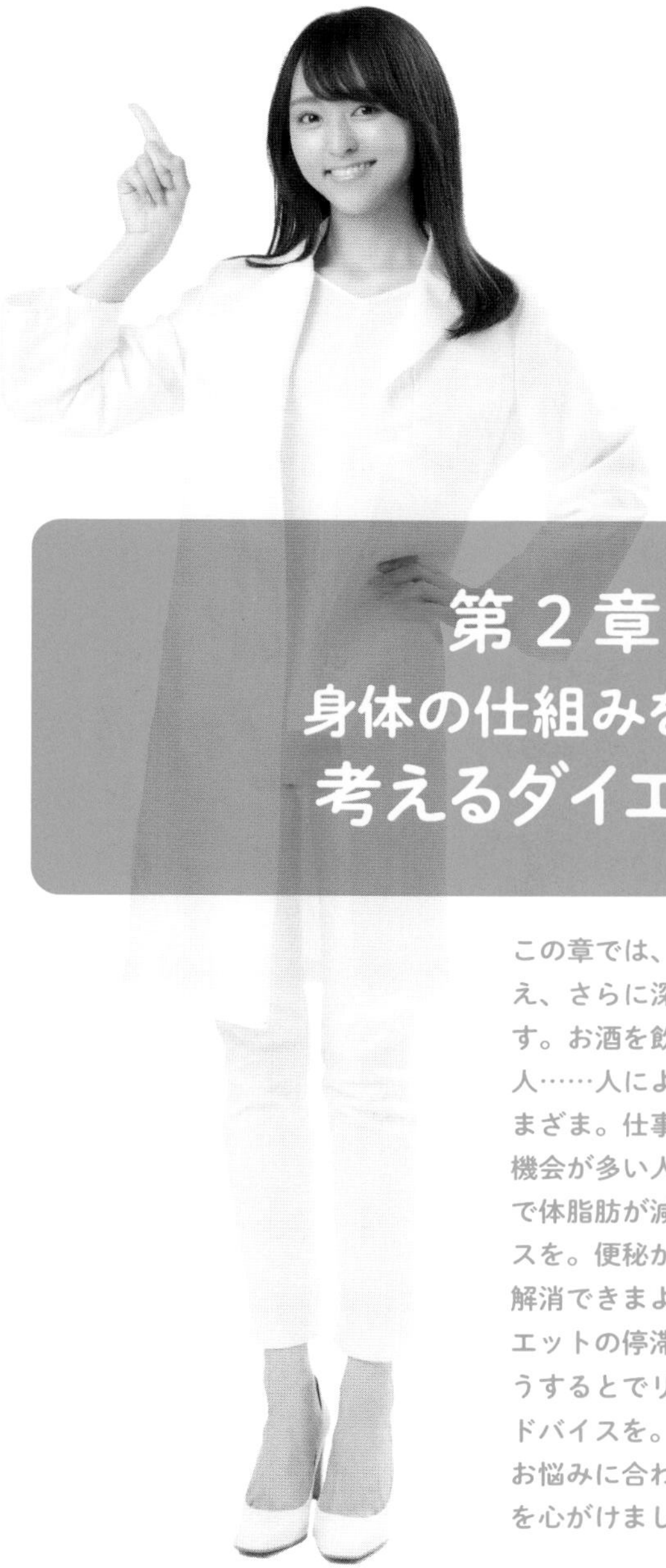

第２章
身体の仕組みを知る考えるダイエット

この章では、１章でお伝えしたことを踏まえ、さらに深く踏み込んで解説していきます。お酒を飲む機会が多い人、便秘がちな人……人によりライフスタイルや体質はさまざま。仕事柄どうしてもつきあいで飲む機会が多い人には、飲む前にこうすることで体脂肪が減らせますよ、というアドバイスを。便秘がちな人には、こうすることで解消できまよ、というアドバイスを。ダイエットの停滞期に入ってしまった人は、こうするとでリカバーできますよ、というアドバイスを。それぞれのライフスタイルやお悩みに合わせ、できる限り細やかに……を心がけました。

ダイエット中のお酒とのつきあい方

体脂肪を減らしたい場合は、お酒を飲まないに越したことはありません。とはいえ、仕事のつきあいなど、どうしてもお酒を断る事が難しい状況もありますよね。飲み会ではお茶などのソフトドリンクを頼めれば理想的ですが、そうもできない時は仕方がない。ダイエットのスピードが一旦遅くなることを認識しつつ、できることを少しでも多く行いましょう。

口から入ったアルコールの大部分は肝臓で分解が行われます。まずは悪酔いの原因になるアセトアルデヒドに分解。次に無害の酢酸に分解。最終的に水や二酸化炭素に分解され、尿となって排泄されます。

この時、肝臓はアルコール分解を優先してしまうため、**本来行われている肝臓での糖代謝と脂質代謝は一旦止まってしまいます**（ゼロではないですがほぼ停止）。肝臓ではエネルギー残量によって脂肪の代謝を行ったり、エネルギー放出をコントロールしていますが、それらが止まってしまえば、お酒を飲んでいる時に食べた糖質や脂質

アルコールの吸収と分解

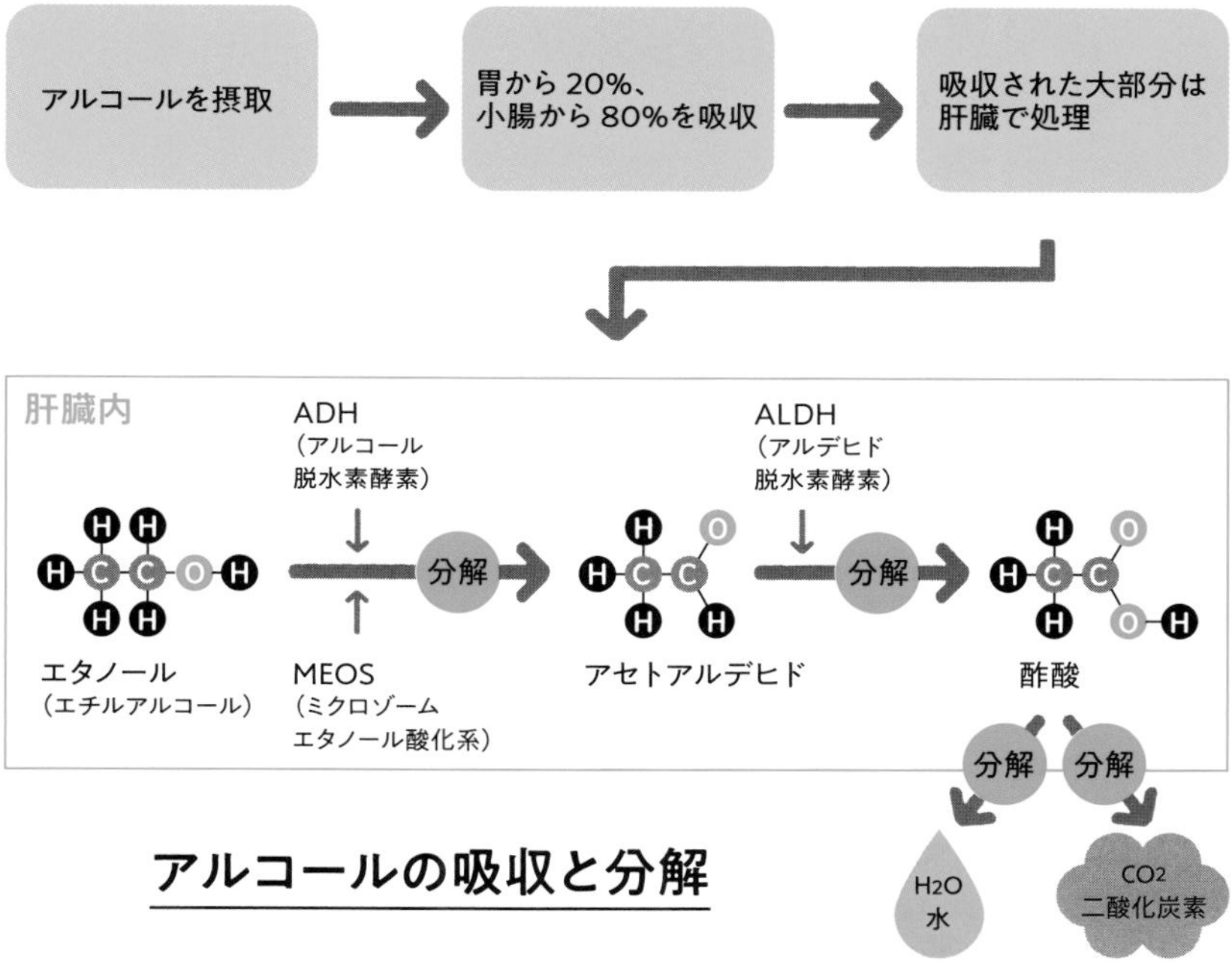

はいつも以上に体脂肪として溜め込みやすくなってしまうのです。これがダイエット中のお酒は太りやすいという大きな原因のひとつです。

　肝臓での脂肪の代謝が止まることで、蓄えている体脂肪をエネルギーにすることができず、脂肪合成だけがされていきます。つまり、糖質や脂質を含む食べ物をアルコールと同時に摂ることでいつも以上に太りやすくなってしまうので食べ物の選び方はとっても重要になります。

お酒を飲む時は、糖質を含むようなお米、小麦製品、芋類を含む料理、砂糖や果糖を含むスイーツ類、お菓子類、フルーツ類、脂質の高い肉類、揚げ物など調理油の多い料理、乳製品、は控えましょう。

豆知識

毎日お酒を飲んでいるのにガリガリな人もいますが、それはお酒と一緒に食べ物をほとんど食べないような人に多いです。アルコール分解中は肝臓に貯めておいたエネルギーもうまく使うことができないため、身体はエネルギーがあるのにエネルギー不足と勘違いをしてしまいます。すると筋肉を分解しだして、筋肉からエネルギーを作ってしまう糖新生が活性化！　多量飲酒でも食事をしなければ体脂肪が増えることはありませんが、筋肉も細くなってしまうので、体脂肪も筋肉も少ない痩せ細った体型になってしまうことが考えられます。筋肉を減らしたくない場合もお酒の量や頻度には注意しましょう。

ちなみにアセトアルデヒドの後の酢酸になってからは、筋肉でも分解することができるようになります。筋肉が多い人はアルコール分解の時間を短くすることができるので、お酒がやめられない人は筋肉をたくさんつけておくこともおすすめです！

ダイエット中のお酒の選び方

お酒は糖質を気にする方も多いですが、**肝臓でのアルコール分解の時間を短くさせる**ことを認識する方が重要です。アルコール度数が高ければ高いほど、分解にも時間がかかり、肝臓での代謝が止まっている時間も長くなってしまいます。

お酒を飲んだ時点で肝臓での糖代謝も止まるので、糖質を気にすることも大切ですが、お酒を選ぶ優先順位は**1アルコール度数、2糖質量、3お酒の質**。どちらかというとアルコール度数の方を気にした方がよいでしょう。

アルコール分解にかかる時間は、体質や筋肉量の違いなどで個人差はありますが、おおよその

[(飲酒量 ml×アルコール%÷100)×0.8]
÷[体重 kg×0.1]
=アルコール分解にかかる時間

《例》

500ml の缶ビール(アルコール度数 5%)を
体重 50kg の人が飲んだ場合
[(500 × 5 ÷ 100) × 0.8]
÷ [50 × 0.1]= 約 4 時間

目安を計算することができるので、普段よく飲むお酒で計算してみましょう。

毎日晩酌に1本の缶ビールであれば、大した量ではないから大丈夫！　と考えてしまうかもしれませんが、約4時間が7日間続くことで約28時間！　肝臓での糖質と脂質の代謝が1週間の、1日以上停止していることとほぼ同じ状態なのです。

毎日ちびちび飲むのであれば、週末にドカンと飲んだ方が、まだ太りにくいといえるでしょう。

燃焼する時間が止まってしまえば、蓄えている体脂肪は減りません。そしてプラスマイナスゼロにするためには燃焼する時間と環境を作ってあげる必要があります。それでもどうしても……お酒を飲む場合はこのランキングを参考にお酒を選んでみてくださいね。

どうしても飲む場合のおすすめお酒ランキング

↑ アルコール度数が低くなりやすい

1位	焼酎水割り・ハイボール
2位	ビール
3位	赤ワイン
4位	白ワイン
5位	スパークリングワイン
6位	カクテル・果実酒
7位	日本酒
8位	紹興酒
圏外	テキーラなどのショット系

↓ アルコール度数が高くなりやすい

⚠焼酎やハイボールは薄めに作ってもらうことで度数も低くなります。濃いものだとアルコール度数は高いままなので、濃くならないように注意して下さい。

⚠アルコール量が多くなれば度数が低くても分解に時間がかかるので勘違いしないように！

⚠ノンアルコール飲料でお酒の気分を味わうのは問題ありません。食事内容は気にせずＯＫ！

豆知識 赤ワイン・白ワイン・スパークリングワイン・シャンパンの違いは？

ワインはぶどうを発酵させて作ったもので、発酵によって糖がアルコールへ変化します。発酵具合によってはぶどうに含まれる果糖が残るものもあります。赤ワインはぶどうを皮ごと発酵させていくのですが、皮には菌がたくさんいるため発酵が進みやすく、果糖は比較的残りにくいです。白ワインは反対にぶどうの皮を剥いて発酵させるため果糖が残りやすいです。スパークリングワインとシャンパンはどちらも発泡性のワインのことで、スパークリングワインの1種にシャンパンがあると考えると分かりやすいかもしれません。作り方はどちらも最後に砂糖を加えて発酵させているため、果糖の多いお酒になります。シャンパンはフランスのシャンパーニュ地方で作られ、尚且つフランスの厳しいワインの規定をクリアしたものだけがシャンパンと呼ばれています。

お酒を我慢できないのであれば、せめてスイーツは諦めて

先ほど、ダイエット中にお酒を飲むとダイエットのスピードが遅くなるというお話をしました。毎日の晩酌が習慣化している人にとっては「ええ？　楽しみなお酒をやめないといけないの？」と酷に感じてしまうかもしれませんが、お酒はなぜ太るのかを理解した上で飲むのと、理解せず飲むのとでは、意識に違いが出てくると思います。

お酒を飲むことが毎日の習慣になっていて、どうしてもやめられない人は、急にやめることで大きなストレスになってしまう事もあるかもしれません。まずは**お酒を飲む頻度や量、種類を見直して適度に楽しめるといいですね。**

コース料理などでは食前酒もあるように、お酒は適量であれば、すい臓からあらゆる食べ物を消化するすい液の分泌を促してくれるので、消化を助ける効果もあります。ただ、ダイエット中はプラスの面よりもマイナスの面の方が多いため、飲む必要はありません。

アルコール分解は肝臓で優先的に行われていますが、そのタイミングで果糖を含むフルーツやスイーツ類を食べてしまうと、これらも肝臓の近くから体脂肪になりやすい特徴があるので、特にお腹周りにものすごいスピードで体脂肪がついてしまう原因になります。俗に言うビール腹です。スイーツ類だけでなく、白ワイン、カクテル、スパークリングワイン、果実酒などのお酒にも果糖がたっぷり含まれています。度数が低かったとしてもぽっこりお腹になりやすいので避けるようにしましょう。
お酒を飲むかスイーツを食べるか、せめてどちらかに絞れるように！

豆知識

お酒を飲んだ後は、なぜか締めのラーメンやお茶漬けを食べたくなりますよね。これも身体の仕組みに理由があります。アルコール分解中の肝臓は血糖維持のための糖放出も止めてしまうので、低血糖になってしまうのです。筋肉分解の糖新生も行いますが、それでもエネルギーが足りない場合は、低血糖を防ごうと本能的に糖質を含むものを欲してしまうのです。

飲み会で後悔しないためのポイント

アルコール分解を早める!!

とにかく肝臓でのアルコール分解を早くすることが大切なので、事前に利尿作用のある**カフェイン入りの飲み物を飲んでおく**ことが対策としておすすめです。

例えば飲み会直前に、無糖のブラックコーヒーや、玉露茶をたっぷり飲んでおくと、カフェインが豊富なので利尿作用に効果的です。

事前に飲めなければ、お酒を飲んでいる最中でもOKです。お店でカフェインを含む飲み物が頼めない場合は、お酒と一緒にお水を飲むのも良いですね。(利尿剤を服用していたり、高齢者の場合は脱水症状を起こす危険性があるので医師の指示に従ってください)。

トマトを食べる!!

トマトに含まれるリコピンには、肝臓を保護してくれる作用があります。二日酔いや脂肪合成を抑制してくれるので、飲み会前にトマトやトマトジュースを摂っておいたり、飲み会のメニューにトマトがあれば最初に食べておくことはおすすめです！（サプリメントのリコピンは悪酔いの原因や内臓脂肪合成の促進になるので絶対NG）

飲み会での食事の選び方を意識する!!

食事は野菜、海藻、きのこ類などの**食物繊維が主成分の食品**をメインに選びつつ、その他は魚や魚介類、大豆製品など、**脂質の少ないもの**を選ぶのが理想です。

A…豆腐、枝豆、納豆、などの大豆製品
B…いか、たこ、えび、貝類、などの魚介類
C…刺身、焼き魚、ささみ、軟骨、砂肝、などの低脂肪な魚や肉類
D…わかめ、のり、パセリ、ほうれん草、にら、小松菜、エリンギなどのカリウムが豊富な食品（利尿作用を高めてくれます。）
※悪玉コレステロールや尿酸値が高い場合はBは控える

飲酒時の注意する食べ物!!

主食…お米、パン、ピザ、パスタ、餃子（皮が小麦粉）などお酒を飲むなら食べない

主菜…ネギトロ、鶏肉の皮、鴨の脂身、ステーキやお肉の脂身、ひき肉など

乳製品…チーズ、クリーム系のお料理など

脂…揚げ物、アヒージョ、マヨネーズ、カルビ、バラ肉、ベーコン、カレー、ドレッシング（かけないもしくは減らす）など

デザート…スイーツ類、フルーツ類、アイスクリーム類など

飲み会の事前対策

飲み会前だけでなく食事会前にも是非やっておきたい対策のひとつが、食物繊維を摂取しておくこと。食物繊維は胃の中に長い時間残ってくれるため、食べ過ぎや脂質の吸収を抑える効果が期待できます。

千切りキャベツや海藻類、寒天ゼリー、出先であれば持ち運びに便利なおしゃぶり昆布などを食べて、**少しでも胃に何か入れてから飲み会へ行きましょう**（昆布に含まれるヨウ素は、閉経後の女性や甲状腺の機能低下がある方には悪影響があるので食べ方にはお気をつけ下さい）。

どうしても時間がない！　という場合は、フルーツが入っていない野菜ジュースやトマトジュースをコンビニなどで購入して、ササッと飲むだけでもOKです。野菜ジュースやトマトジュースにも多少の食物繊維は入っているので、ないよりはマシです！（もちろん固形物から摂った方が良いのでどうしてもの時のお助けアイテム）

イヌリンや難消化性デキストリンといった粉状の食物繊維もドラッグストアやネッ

トで手軽に購入できるので、小分けにして持ち歩いておくのも、便利です。

そして、楽しむ時はとことん楽しむことも大切ですが、羽目は外さないように。「今、私はダイエットを頑張っているんだ!!」ということは忘れないようにしましょう。それでも、飲み過ぎちゃった……食べ過ぎちゃった……としても、たった1回の飲み会や食事会で激太りはしません。その後しっかり切り替えて罪悪感を感じることはやめましょう!

体脂肪率は、飲みすぎ・食べ過ぎの翌日に増えるというより、**2〜3日後からジワジワ増え始めます。**翌日の測定で、「増えてない!! ラッキー!!」ではなく、油断せずに、飲み会、食事会の後、最低3日間はリカバリー期間にあててください。

〜お酒を飲んだ時の心得〜

- 飲んだ時に食べた糖質と脂質は体脂肪としてほぼ蓄えてしまうと思うべし!
- 翌日以降の食事でのリカバリーと運動は必須!
- 楽しむときは楽しむ! なんとなく飲みやストレス発散のためのお酒はやめる!

ダイエット中の外食の考え方

外食ではどうしても、たくさんの調理油が使われていることで脂質が多くなってしまったり、糖質もうっかり重複して多く摂りすぎてしまうなど、ついつい太りやすいメニューになりがちです。

しかし、そうした不安から「外食＝太るから怖い」と考えてしまうと、ダイエットが終わってから外食を楽しむことができなくなってしまう恐れがあるので、極端な考えを持つのはやめましょう。

脂質や糖質が多くなりやすいことは認識しつつ、次のリストから1つでも2つでもできることを見つけてください。

例えば10個のリストを作ってみましょう。その中の7個以上ができれば大成功のはなまる！　5個以上できれば頑張ったで賞！　3個でも意識しない自分より成長！　こんな感じで、**できなかった自分を責めるのではなく褒めてあげる**ような思考になることで、前向きに外食に向き合えるはずです。

外食時に意識したいことリスト

- ベジタブルファーストだけは守る
- 外食前に食物繊維を摂取しておく
- ドレッシングはかけないでもらう、もしくは別添えで少量だけにする
- 揚げ物は1口までにする
- お肉よりお魚料理をチョイスする
- ブドウ糖を含む主食は手の平2枚分までにする
- 小麦製品よりお米メニューにする
- 乳製品を含むものはやめておく
- 和食や日本料理のお店を選ぶようにする
- ジュースやお酒ではなく、お茶類、ブラック無糖コーヒー、無糖炭酸水、水、などの飲み物にする

食べすぎてしまった糖質や脂質は体脂肪になってしまいますが、楽しむ時は楽しんで、その後しっかりリカバリーをして戻しましょう。

大切な人との美味しい食事は、幸せな時間です。そして、食事は人と人とを繋ぐコミュニケーションにもなります。外食があっても、不安になりすぎず意識できることを増やして美味しく食べてくださいね！

食べ過ぎてしまった後のリカバリー

食べすぎてしまった‼　飲みすぎてしまった‼　そんな時は、その後の過ごし方がとても大切。

食べすぎた分は「肝臓で貯めておいたエネルギーが減ってくれれば繰り越される！」なんて都合の良いことは身体のしくみ上、有り得ません。過剰に摂ってしまった糖質や脂質は、問答無用で体脂肪として変換されてしまいます。その体脂肪が再度糖質と脂質に戻ってくれることはないので、「そのあと、食事を抜けば大丈夫！」の考え方はやめましょう。

「リカバリー＝食事を抜く」ではありません。食べる内容を考えて、**しっかり3食食べることが正しいリカバリー法になります。**

翌日の食事は抜かずに、必ず食べる

特に朝ごはんは必須です。前日に食べ過ぎてしまっていると、起きてから胃もたれや食欲がないこともあると思いますが、肝臓のエネルギーは寝ている時も放出されているので、起きた時の残量はすっからかん状態。朝から主食、主菜、副菜までバランスを考えて食事をすることが難しい場合は、ブドウ糖を含む主食だけでもＯＫ！　これだけは必ず食べましょう。

ブドウ糖を含む食品を食べることで、肝臓でのエネルギーチャージがされ、**燃焼スイッチが入ります。**また、次の食事で必要以上に体脂肪を溜め込むこともなくなり、体脂肪合成の抑制に繋がります。

糖質はイメージ的にも抜いたほうが良いと思ってしまいがちですが、やせたい時こそ食べましょう。ブドウ糖は血糖値を安定させてくれる役目もあるので、**低血糖を防ぎ、無駄な間食も減らせることができます。**食べ過ぎなければ太る心配はありません。

寝坊した時や食欲のない時におすすめの食事

このリストからそれぞれ1種類ずつ用意できるものや
好みのものを組み合わせて食べましょう!

①＋②＋③

①
ブドウ糖

・干し芋…約60g

・甘栗…約70g

・醤油せんべい
…約手の平2枚分

・米麹の甘酒
…約200ml
※ブドウ糖が約35〜40g摂れる目安量

②
食物繊維

・トマトジュース

・フルーツなしの
野菜ジュース

・イヌリン

・難消化性デキストリン

③
たんぱく質

・ゆで卵

・ソイプロテイン

・無調整豆乳

食べておきたい優先順位は①からになります。
どうしても時間がない!食欲がない!そんな時は①だけでもOK!
少しでも余裕があれば②と③も追加できると栄養バランスも安心です。
長期保管できるものが多いので常にストックしておくのもおすすめ。

迷ったらコレ!

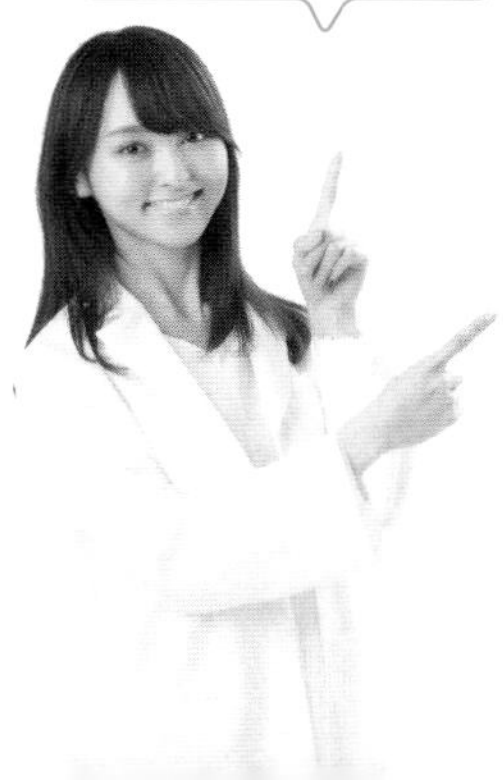

Aパターン…
どうしても胃もたれで苦しい!　最低限の内容に。
①米麹の甘酒 200ml　＋　②イヌリン

Bパターン…
寝坊した!メイクしながらパクッとつまんで。
①甘栗70g　＋　③ソイプロテイン

Cパターン…
ご飯作る時間はないけど何か食べなきゃ!
ササッと食べちゃお。
①干し芋60g　＋　②トマトジュース　＋　③ゆで卵

※3食ともこういった食事だと栄養に偏りがでます。
この食事を習慣にするのは避けましょう。

昼ごはんはなるべく時間間隔をしっかり空けて、**朝ごはんから6時間後くらいに食べることが理想です。**夜ごはんの量は寝るまでに2時間未満になってしまう場合はカットしてもOKですが、寝るまでに時間を空けられるのであれば、糖質含め、主食・主菜・副菜を食べましょう。夜ごはんを時々カットしてしまうことはライフスタイル上仕方のないこともあるかと思いますが、毎日になってしまうと不眠症や睡眠の質の低下の原因にもなるので、おかずの内容などや食べる順番を気をつけていれば、食べても問題ありません！

主食にパンを食べることはNGではありませんが、**リカバリー中はお米の方が余計な脂質が含まれないので、お米を推奨しています。**

おかずは脂質の少ないものを選択

リカバリー中の**1食の脂質は10gを超えないように**気をつけましょう。動物性のお肉や卵は脂質が多くなりやすいので、大豆製品や魚、魚介類で低脂質を意識するのが理想です。まだい、ほっけ、まぐろの赤身、えび、いか、たこ、貝類は、たんぱく質がしっかり摂れて脂質も少ないのでリカバリー中にもおすすめ！朝ごはんは食欲が無ければおかずは無しでもOKですが、昼夜も無いのはたんぱく質が不足してしまうので、3食のうち2食はしっかり食べましょう。食品を用意する時間がなかったり、食べることが心配な時はソイプロテインを追加するのも良いでしょう！

野菜、海藻、きのこ類でとにかくかさ増し作戦

リカバリーに限らずベジタブルファーストは毎食忘れずに行いましょう！

食事量が足りない時は、この項目から品数を増やすことで満腹感を高めてあげることが大切です。

野菜類は生で食べるとボリューミーですが、**温めることでかさが小さくなります。**たくさんの野菜を食べる工夫として、鍋やスープ、お味噌汁にすることもおすすめです。もやしやきのこなどであれば、買ってきて耐熱皿に移し軽くラップをしてレンジで温めるだけで、超簡単温野菜の出来上がりです！　お好みの調味料で美味しくモリモリ食べましょう！

迷ったらコレ！

コンビニのカット野菜!!

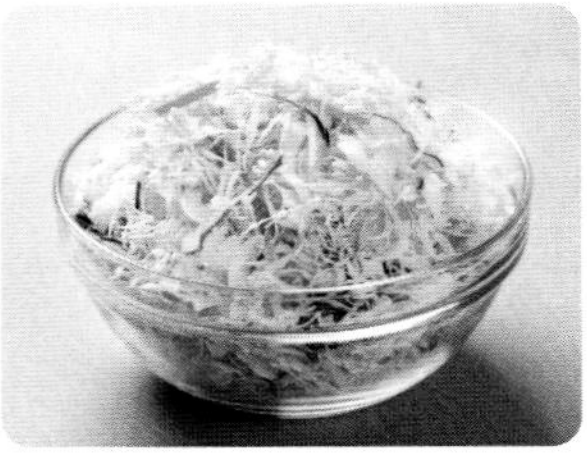

毎食前にカット野菜1~2袋を食べて食事をすると満腹感が得やすいです。

塩分を控える

塩分も日頃から意識したいところですが、特に外食では味付けの濃いメニューが多く、お酒を飲むともなれば、おつまみは更に塩分が多くなりやすいです。リカバリー中は、いつも以上に塩分にも意識をして食事をしましょう！

厚生労働省の定める成人における**1日あたりの塩分摂取量の目標値は女性6・5g未満**、男性7・5g未満です。ちなみに日本人の1日あたりの平均塩分摂取量は女性9・3g、男性11gで、塩分過多の人が多いのが現実。

和食には脂質の少ないメニューが多いですが、お味噌汁や漬物、煮物、干物など、知らず知らずのうちに塩分が多くなることもあります。また、ポン酢やノンオイルドレッシングなどにも塩分は含まれているので、**ついかけ過ぎてしまわないように気をつけましょう。**

加工食品にも塩分が多く含まれているので、コンビニ食品や市販品を選ぶ時は、塩分表示もチェックしてみてください。

大さじ１杯の調味料に含まれる塩分目安

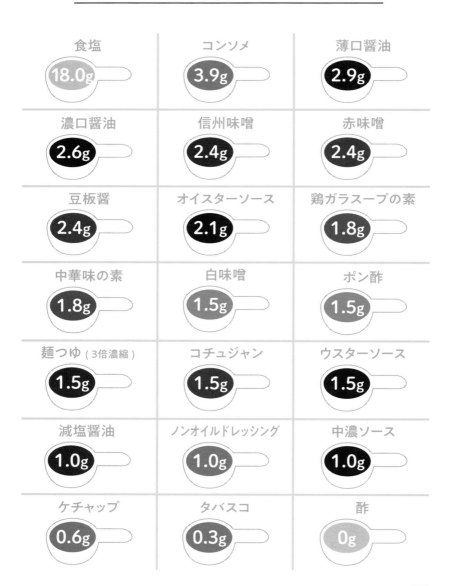

食塩 18.0g	コンソメ 3.9g	薄口醤油 2.9g
濃口醤油 2.6g	信州味噌 2.4g	赤味噌 2.4g
豆板醤 2.4g	オイスターソース 2.1g	鶏ガラスープの素 1.8g
中華味の素 1.8g	白味噌 1.5g	ポン酢 1.5g
麺つゆ（3倍濃縮） 1.5g	コチュジャン 1.5g	ウスターソース 1.5g
減塩醤油 1.0g	ノンオイルドレッシング 1.0g	中濃ソース 1.0g
ケチャップ 0.6g	タバスコ 0.3g	酢 0g

減塩のコツ

①出汁を使う
出汁の旨味成分によって薄味でも美味しく食べることが出来ます

②酸味を使う
お酢やレモン、ゆずなどの果汁の酸味でさっぱりと美味しく食べられます

③ハーブや紫蘇の葉などの薬味を使う
香りが豊かになることで味付けを抑える工夫に

④かけるよりつける
醤油や塩などは料理に直接かけるとついかけ過ぎてしまうので小皿になどからつけて減塩対策

⑤カリウムが豊富な食品
わかめ、のり、パセリ、ほうれん草、にら、小松菜、エリンギなどを積極的に食べることで、過剰な塩分を排泄しやすくなります。

運動で燃焼

怪我をしてない・生理中ではない・体調を崩していない場合は、運動で脂肪燃焼を頑張りましょう。**食べ過ぎたあとはすぐにリカバリーすることが大切です。**運動はプランクやヨガのような動きが少ないものではなく、心拍数が上がるようなしっかり身体が動くようなものも積極的に取り入れましょう。

おすすめ燃焼家トレ

マウンテンクライマー 30 秒
↓
20 秒休憩
↓
スクワット 30 秒
↓
20 秒休憩
↓
腕立てプランク 30 秒
↓
20 秒休憩

これを 3 セット！

1セット約3分でできるので、3セットノンストップでやれば10分以内で終わります！

（バタバタ音が出たり振動したりする運動が難しい場合は、スクワットと腕立てプランクだけでも行ってみてください）

家トレでもジムトレでも、追加で運動できればなお良しです。

まとめ

食べすぎ飲みすぎの翌日は、

①脂質量を抑えたメニューで3食食べる。

②運動量を増やす。

食べてしまった事実は変えられませんが、体脂肪となって蓄えられてしまう前に、リカバリーをしてメリハリをつけましょう。

ぽっこりお腹を凹ませる食べ方

糖質を食べると身体では、胃→小腸→門脈→肝臓→心臓→全身　へ巡ります。

しかし「糖質」と一言で言っても色々な種類があり、私たちが特に食べる機会が多い糖質としては

・ブドウ糖
・果糖
・ショ糖
・乳糖

の4つがあります。同じ糖質ではあるものの…それぞれ構造が異なるので、身体への影響も大きく変わり、目的によっては積極的に食べたいもの、逆に控えておきたいもの、があるので、確認しておきましょう。

ブドウ糖（グルコース）

脳のエネルギーとしても利用できる糖質で、健康的に生きていくために必須と言える糖質です。

ブドウ糖は肝臓で肝グリコーゲンとして一定量貯めることができます。肝臓で貯められる量はある程度決まっているので、そこから溢れてしまうほど食べれば、その分は体脂肪になってしまいますが、**溢れない量であれば、ブドウ糖を食べても太る心配はありません。**また、筋肉でも筋グリコーゲンとして貯めておくことも可能です。

ブドウ糖は糖質の中で、唯一インスリン分泌を強く促すことが出来るのも大きな特徴なので、血糖となって全身のエネルギーになりやすいです。また、食べすぎて体脂肪になる場合は全身に散らばって皮下脂肪になりやすいです。

インスリン分泌によって血管が新しくなったり、筋肉

ブドウ糖の代謝経路

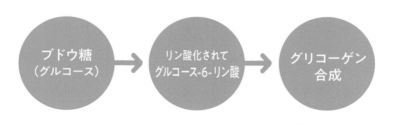

細胞にたんぱく質（アミノ酸）も届けてくれる役割もあるので、**筋肉を維持したり大きくしたい場合は欠かせません。**

果糖（フルクトース）

フルーツやはちみつ、メープルシロップによく含まれているのが果糖です。

安静時では果糖は肝臓で貯めておくことができず、筋肉にも取り込めないので、**食べてすぐエネルギーにできなければ体脂肪に変換**されやすく、特に肝臓の近くから体脂肪として蓄積される特徴があります。ただ、身体で糖エネルギーが不足していれば肝臓でブドウ糖に変換（糖新生）して、素早く利用することは出来ます。

果糖はどうしても体内にエネルギーとしては貯めておくことが出来ず、インスリン分泌もほぼ出来ない糖質です。肝臓を経由することで、肝臓の周りの内臓脂肪とし

果糖の代謝経路

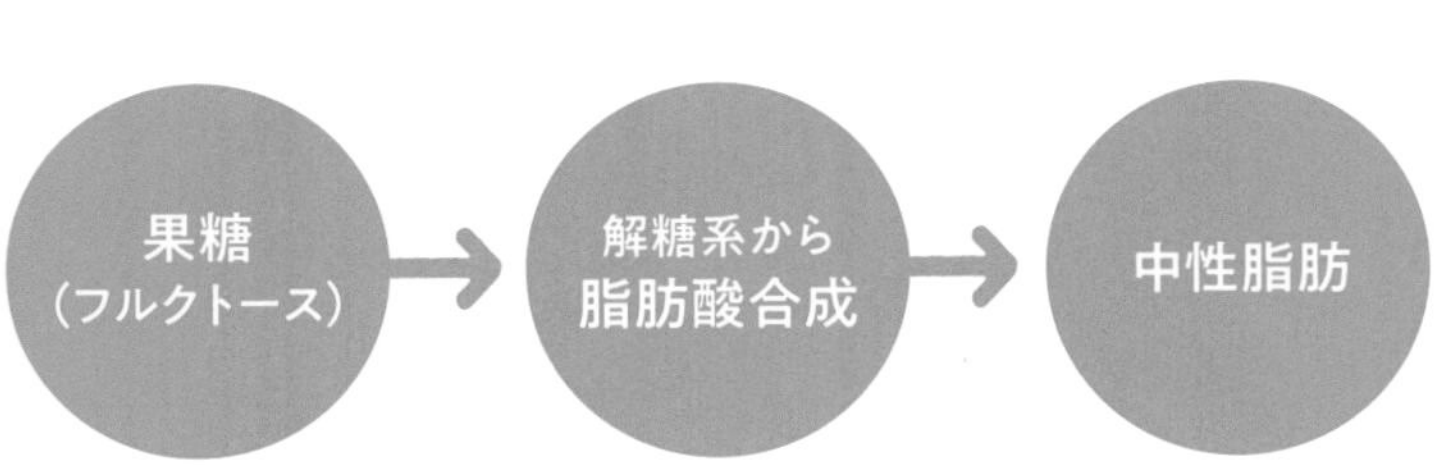

て蓄えられやすいです。また、肝臓はお腹あたりにある臓器なので、**「果糖はぽっこりお腹の原因になりやすい！」**と覚えておきましょう。

美容のためにフルーツやはちみつなどを積極的に摂る人は多いですが、例えばビタミンは野菜からでも十分摂取できます。ビタミンCのようにレモンやいちごなどのフルーツよりパプリカのような野菜の方が多く含まれていることもあります！イメージで食べ物を選ぶのではなく、成分で選ぶようにしてみましょう。

果糖はダイエット中は控えた方が良い糖質ではありますが、ダイエット中でなければ食べても問題ありません。

ショ糖（スクロース）

ブドウ糖と果糖がくっついているものをショ糖と呼びます。

白砂糖でも黒砂糖でもオリゴ糖でも、ショ糖と呼ばれるものに分類されるので、黒砂糖なら安心！オリゴ糖は便秘にいい！という考え方は、ダイエット中はやめておきましょう。**ぽっこりお腹の原因**になりやすいです。

ケーキやアイス、クッキー、チョコレート、菓子パンなどにはたっぷりのお砂糖が含まれています。半分はブドウ糖だから安心！ではなく、果糖はブドウ糖の3倍のスピードで内臓脂肪になりやすい特徴がありました。ショ糖を含むものはカロリーが低くてもダイエット中は控えた方が良いですが、食べたらダメ！と考えるのはストレスの原因や、つまらない食事になってしまうこともあります。現代では、ショ糖を含む食べ物はいつでもどこでも、手軽に手に入れることができるので、つい頻繁に食べがちですが、頻度や量、食べるタイミングなどに食べ方に気をつけてみましょう。

乳糖（ラクトース）

ヨーグルト、牛乳、チーズ、ホエイプロテインなど、乳製品に含まれているのが乳糖です。

「低脂肪牛乳や無脂肪牛乳、無脂肪ヨーグルトなら安心！」と思っている人は多いと思います。確かに乳脂肪や無脂肪のものは脂質少なかったり含まれないものもありますが、**乳糖の糖質部分はゼロではありません。**

乳酸菌飲料を飲むことで健康的な身体になるイメージもあったりしますが、健康になるには他にも出来ることはたくさんあります。

エネルギーとして使われなければ体脂肪に変換されやすい特徴があるので、今の自分に合うものか？を考えて選択することが大切です。ダイエット中の乳製品は控えましょう。

ダイエット中は、摂取カロリーが消費カロリーを上回らないことがまず大事。ただ、カロリー計算によるダイエットには落とし穴もあります。例えば、よくPFC（たんぱく質、脂質、炭水化物）バランスで食事管理をする人もいますが、C（カーボ）の糖質を1日に何キロカロリーと決めても、ブドウ糖で摂取するのか果糖で摂取するのかで、身体への影響が変わってきてしまいます。

果糖は内臓脂肪としてお腹周りのお肉になりやすい特徴がありますが、ブドウ糖と果糖、同じカロリーを摂取したとしても、**果糖の方が3倍のスピードで内蔵脂肪が増えてしまうという研究結果もあります。**同じカロリーを食べたのに、太るスピードが3倍は衝撃的ですよね！

フルーツは低カロリーなのでダイエット中も食べている人は多いですよね。カロリーが低いので、ケーキやアイスに比べればマシなのですが、果糖は依存性が高く、フルーツが習慣になってしまう恐れもあります。太らないにしても、お腹周りの体脂

体脂肪におよぼすブドウ糖と果糖の影響の違い

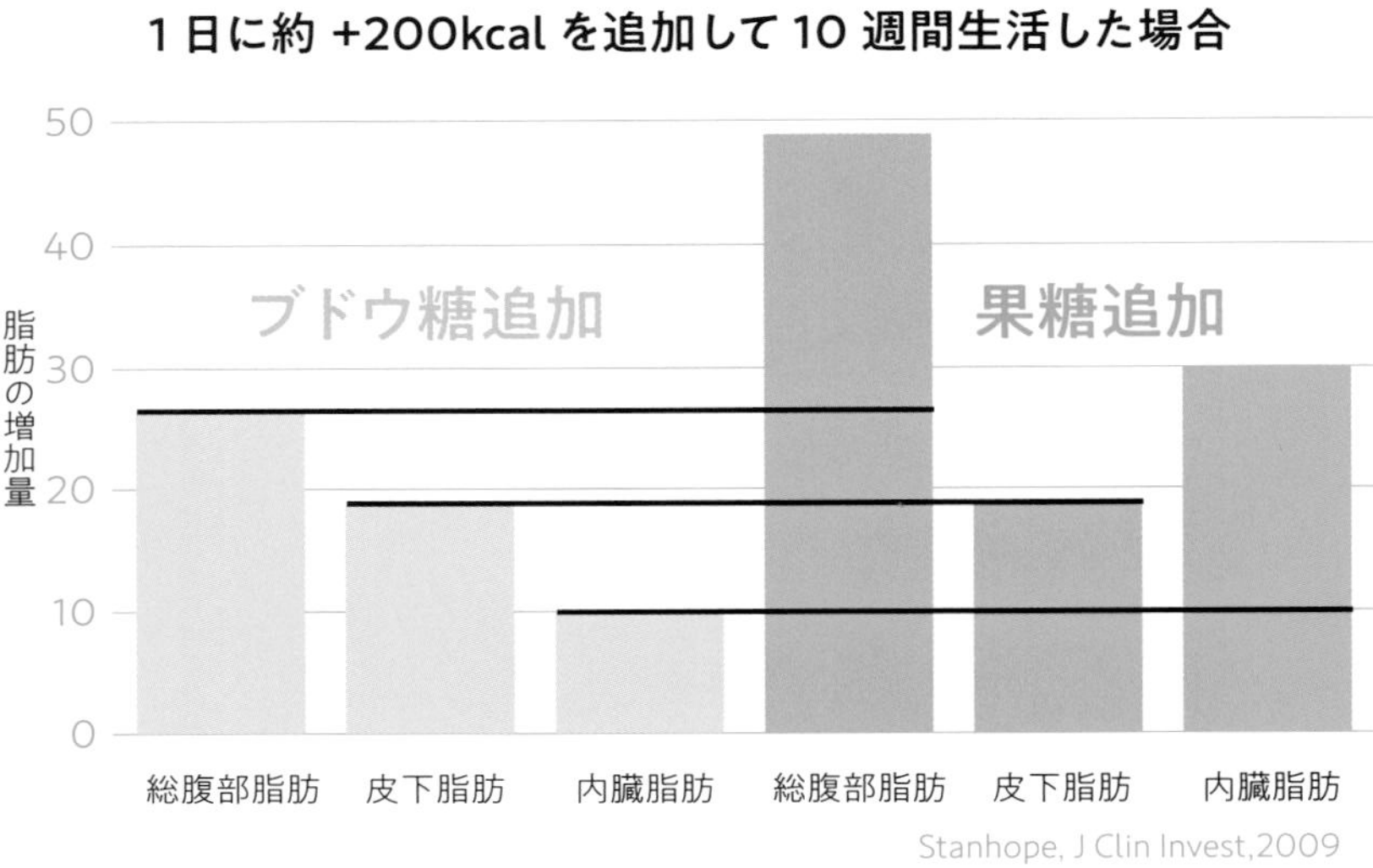

肪が落ちにくくなるので、ダイエット中のフルーツは控えた方がぽっこりお腹を凹ませやすいと言えます。

果糖は砂糖にも含まれており、高カカオチョコレートやプロテインバー、低カロリースイーツ、菓子パンなどにも豊富に含まれています。見た目のイメージや広告の文章だけで選択するのは避けましょう。

お腹周りをスッキリさせたいなぁ～という場合は、まずは**果糖の摂取量の見直し**をすることをおすすめします！

フルーツがダメ！　悪！　と言っているわけではありません。

果糖には果糖の特徴があり、それは目的によって合っている場合もあります。

例えば……果糖はブドウ糖よりエネルギーに変わる時間が早いです。運動途中にエネルギーを補給したい時などには、果糖の方が効率的です。

ただ、いつもエネルギーが不足している状態というのは、アスリート以外はあまりないと思います。

毎食ブドウ糖を適量食べていて、更に果糖も摂取となれば、果糖は余計なエネルギーになる可能性の方が高いです。たとえカロリーが低い食品でも果糖が含まれていればお腹周りのお肉になってしまうので、**「くびれを作りたい！　お腹を凹ませたい！」**そんな目標がある人は、果糖断ちにチャレンジしてみてください。

乳糖に関しても、果糖と同じくエネルギー不足のときにしか利用ができず、体脂肪として溜め込みやすくなる糖質と言えるので、ダイエット中は控えましょう！

ＰＦＣバランスのダイエットや、糖質制限ダイエット、カロリー制限のダイエットは、「何の糖質？」という部分が抜けてしまいがちです。

自分は何の糖質を摂取して、何の糖質を控えるべきなのか、目的をよく考えて選択しましょう。

豆知識

地球は46億年前に誕生し、その後2600万年前に私たちの祖先である類人猿が誕生しました。

激しい寒冷化や大陸移動など、過酷な飢餓も耐えて生き延びてきましたが、それは樹上生活でフルーツを食べる機会が多かったことから、少ない食料で効率良く体脂肪として貯めておくことが出来たからとも言われています。これは倹約機能（倹約遺伝子）といい、食べたものを貯蔵して出来るだけ使わないようにする身体の機能です。

つまり、私たちの身体はこのような歴史的な背景から考えてもフルーツや砂糖を含む食べ物は蓄えやすい特徴があると言えるのです。倹約機能があったことで今の私たちがいますが、現代ではコンビニに行けば24時間食べ物が手に入り、家にも何かしらの食べ物がある人がほとんどです。飢餓状態になることも考えにくいので、食事は賢く！目的に合わせて選択していきましょう。

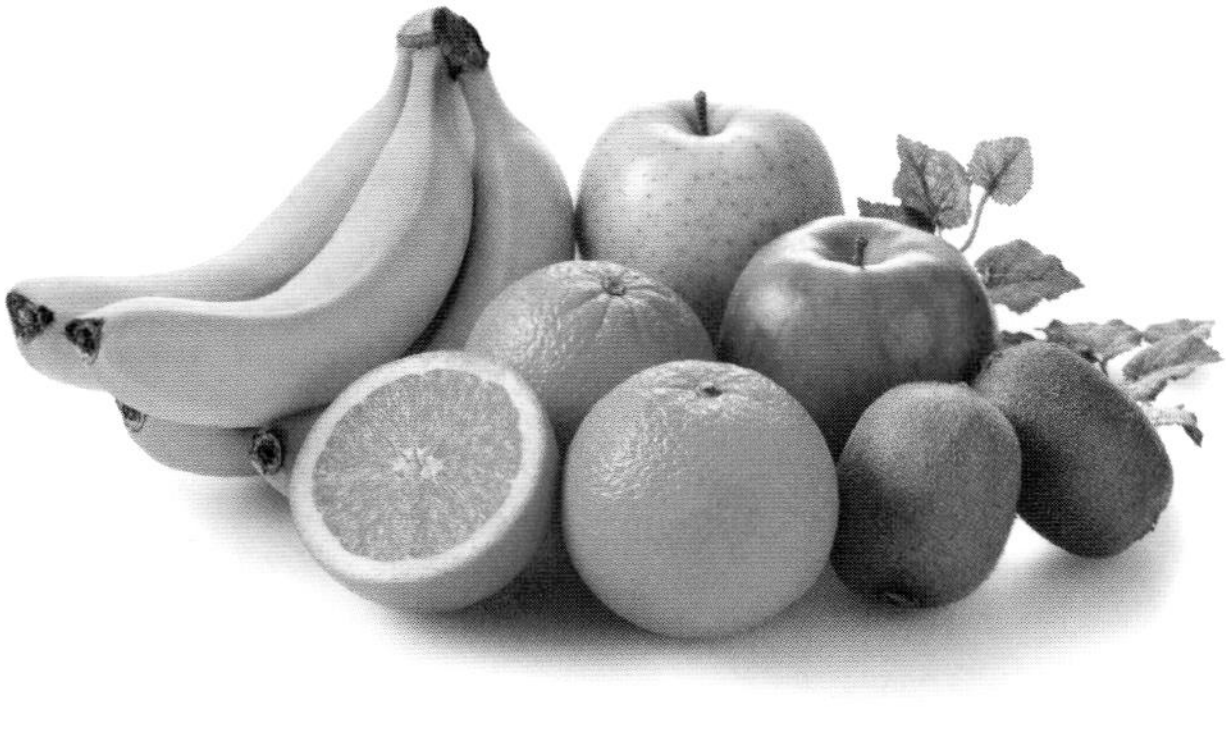

報酬系と短期記憶って何？

人間の身体では、高脂質や高糖質（特に果糖）の食べ物を食べると「報酬系」という神経回路が働きます。

高脂質の食べ物は、揚げ物、パスタ、ピザ、スナック菓子、スイーツ系、ラーメン、カレー、お肉など。

高糖質の食べ物は、ケーキ、チョコ、クッキー、アイス、パンケーキ、タピオカミルクティー、甘い飲み物など。

この報酬系という神経回路が刺激されると、猛烈に強い幸福感や満足感を感じるようになっています。

高脂質・高糖質なものを食べて「美味しかったなぁ〜」と満足し、しばらくはやめておこうと決めていても、食べた翌日や2〜3日後に「また食べたい!! 食べたい食べたい食べたい!!」となったことはありませんか？

それは、脳が「報酬系のあの快楽をまた味わいたい！」というある種の依存状態になっているからなのです。

ダイエット中はこの報酬系を一旦忘れさせることが大事。**報酬系は短期記憶なので2週間ほど高脂質、高糖質な食事を断てば、脳が忘れ、欲求は薄れていきます。**

どうしても揚げ物や甘いものが食べたくなったときは、この報酬系のことを思い出してみましょう。

「これを食べたら2週間は辛いかも」とよく考える。それでもまだ食べたければ、5分冷静になる。それでも食べたければ、20分ほどの運動をして、GLP‐1を分泌させて食欲抑制を試みる。それでも食べたければ、コンビニのカット野菜を2袋食べて、胃にグレリン分泌を促し食欲抑制を試みる。

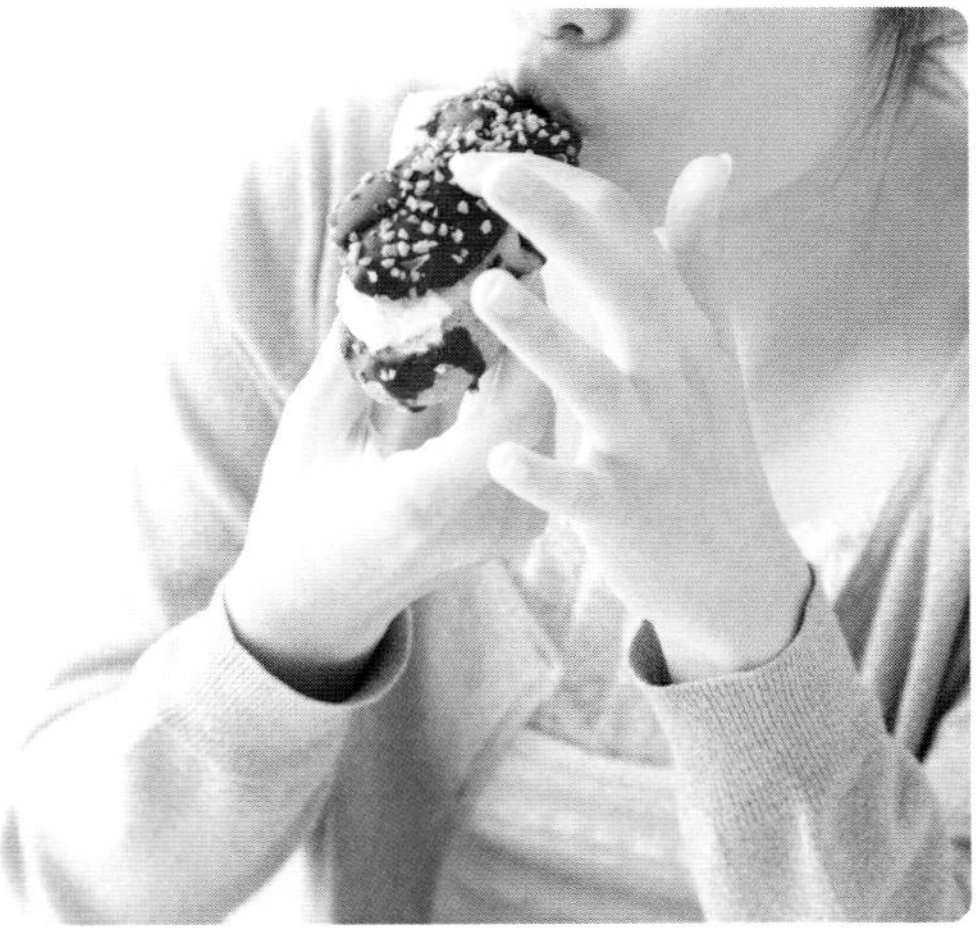

それでもまだ食べたい！　となっていれば、あとは自分次第です！　食べてはいけないものは毒以外ありません。食べてはダメ！　なのではなく、高脂質や高糖質なものを摂取すれば、ダイエットのゴールが遅くなる。ただそれだけです！

ダイエットは精神論ではなく、脳のコントロール。

今後、揚げ物やスイーツを食べたあと、翌日にも「また食べたいなぁ～」という状態になっていたら、「お！　これが噂の報酬系ってやつか！　きたぞ～」と、その状態を客観視するといいでしょう。

ダイエット開始からの2～3日は特に報酬系がまだ忘れられていないので、無性に「やっぱりアレ食べたい！」と思うこともあるかと思いますが、まずは2週間!!　長い人生のたった2週間!!　と考えて頑張ってみましょう。

ダイエット中は、この報酬系を刺激しないことが成功の秘訣です。快楽を求めることは本能なので「食べてはダメ！」と思うとストレスがたまり、攻撃的になってしまいます。しかし、報酬系を忘れるのは自分のため。長い人で2週間！　頑張ってみてください。

豆知識

紗也香が考える

報酬系が刺激されやすい食べ物ベスト3

第1位…ドーナツ

輪っか型になった小麦粉と砂糖を、油で揚げていますね！

まさに糖質と脂質の塊！

さらに、砂糖がけのものやチョコレートがトッピングされていればものすごい威力です！

第2位…唐揚げやフライドチキン

ジューシーな皮付きもも肉を小麦粉でコーティングし、油で揚げた唐揚げ。

考えただけでもヨダレが出てきてしまいそうなほど、脳には美味しい！と強い記憶として残っているのです！

1個なら安心かと思いきや、報酬系によって強い神経が働いてしまうので、とにかくダイエット中は唐揚げは見ないようにしましょう！

第3位…パスタ

お店によってパスタの量は違いますが、小麦製品は少量で高糖質になります。

そしてパスタを作る時は必ず！オリーブオイルなどの脂質もたっぷり使われています。パスタを炒める時の調理油、具材に含まれる脂質、さらには盛り付け後にも追いオリーブオイルなんかがある場合もありますね！

1／3人前程度であればギリギリ高糖質・高脂質は免れるかもしれませんが、その量で足りるわけもありません。パスタはダイエット中は選ばないことが安全策です！

食後4~5時間がダイエットのゴールデンタイム

ブドウ糖は肝臓で肝グリコーゲンとして一定量貯めておくことができる！　と以前お伝えしましたが、**体脂肪燃焼には肝グリコーゲン残量のコントロール**も必須ですね。肝グリコーゲンは私たちの生きるためのエネルギー源になるので、例えると、肝臓＝バッテリーの役割。ただ、このバッテリーは、ブドウ糖を食べてすぐに充電されるわけではなく、肝グリコーゲンとして貯蔵されるまでに約2時間かかります。そして、貯められた肝グリコーゲンは、少しずつエネルギーとして放出され、食後約4時間ほど経つと体脂肪燃焼が始まるという仕組みです。

ということは、約4時間以上経過をしないと蓄えている体脂肪がエネルギーにならないのです。

さらに食後6~7時間くらいになると、肝グリコーゲン残量は枯渇してきてしまうので、このままのスピードで放出しているとエネルギーが早く無くなってしまうため、省エネモードに切り替わります。

省エネモードではエネルギーを肝グリコーゲン以外の部分からも作らないといけないので、そこで筋肉分解が活性化されて筋肉からブドウ糖を作り出しますが、筋肉分解は代謝が落ちる原因に。

食べないダイエットをして代謝が落ちてしまうのは、これが大きな理由です。

さらに、省エネモードで食事をすると、バッテリー的には急速充電モードになっているので、必要以上に栄養を溜め込もうとしてしまい、脂肪合成を高める原因にもなります。

食事の間隔は、長く空けすぎないほうが良いということです。

食後約2時間…栄養貯蔵モード
食後約4時間…脂肪燃焼モード
食後約6時間…省エネモード
食後約7時間以上…飢餓モード

ブドウ糖の代謝経路

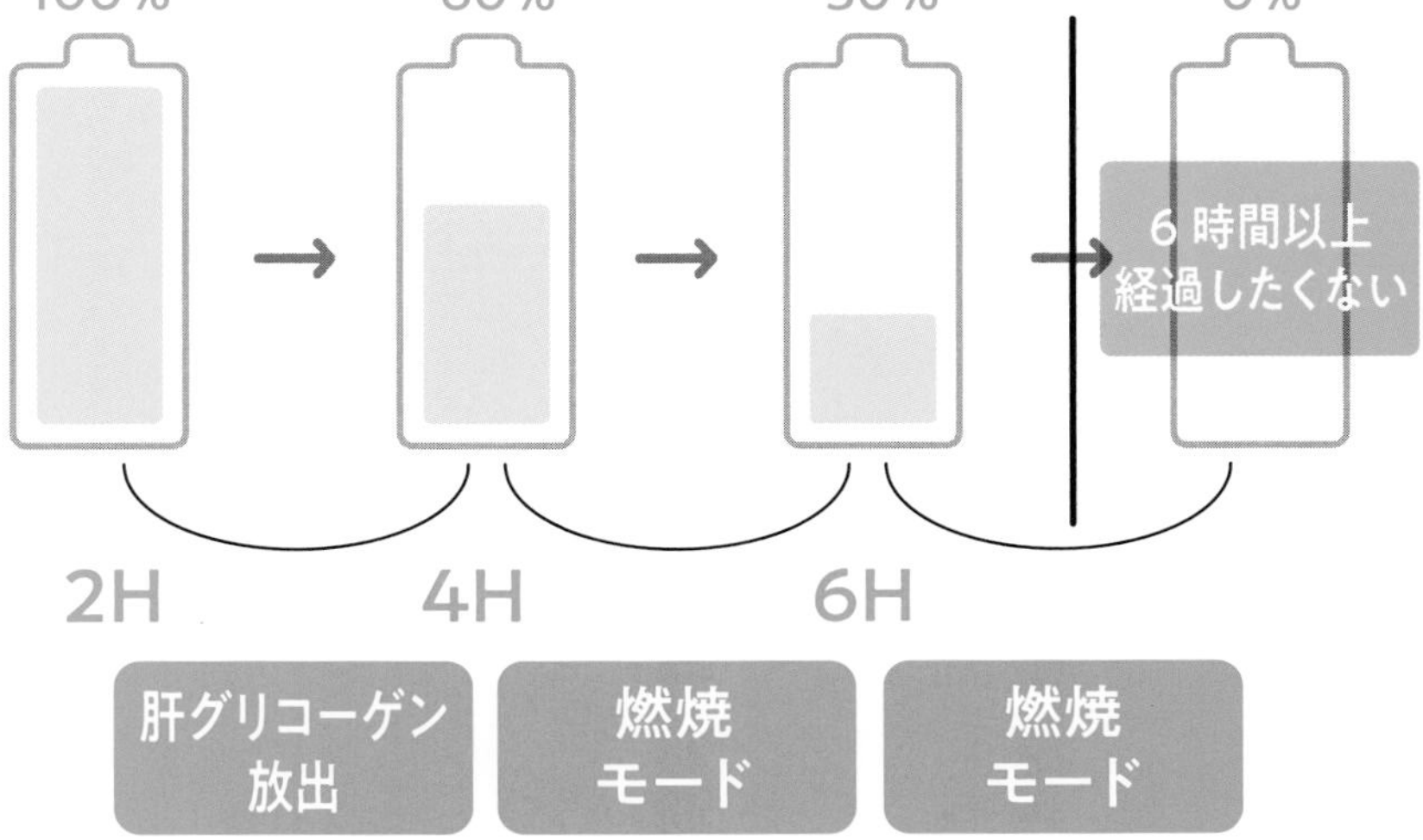

体脂肪燃焼には4時間以上経過しないといけない

常に何かを食べていたり、食事の時間を空けていないと、脂肪燃焼の時間を作れなくなってしまうので、間食すると太ってしまう可能性が高いと言えます。

食事間隔は脂肪燃焼をさせるためにも、**最低でも5時間以上は必ず空けることが理想的です。**

仕事や用事などで6時間以上空いてしまう時は、エネルギーが枯渇して低血糖状態に近くなっていたり、脂肪合成をしやすくなっているので、ベジタブルファーストの量を増やして、ゆっくり食べるように気をつけましょう！

逆に5時間すら空かない！　そんな場合は、体脂肪燃焼がほぼされていないため、ダイエット的にはプラスにならないということは覚えておきましょう。ほとんど時間を空けずにまたブドウ糖を食べてしまうと、肝グリコーゲンがあまり減っていない状況なので、肝臓から溢れて体脂肪にもなりやすいです。その場合はブドウ糖の食べる量を減らして調節しましょう。

（例）

朝ごはんから昼ごはんまで3時間しか空かない場合

朝ごはんのブドウ糖を食べる量をいつもの半分にして、昼ごはんのブドウ糖は通常通りにする。

昼ごはんから夜ごはんが3時間しか空かない場合

昼ごはんのブドウ糖を食べる量を通常通りにして、夜ごはんのブドウ糖をいつもの半分にする。

豆知識

1日3食が良い理由はちゃんとあります。1日は24時間ですが、約6時間毎に食事をし、6～8時間平均で睡眠をとると、ぴったり24時間になるのです。

食事内容と量、そして食事をするタイミングもダイエットの成功には大切なポイントなので、可能な範囲で意識してみましょう！

1日=24時間
平均睡眠時間6時間
24-6=18
18÷3=6時間

6時間毎の食事が痩せる

寝る前の食事が太る理由

食べたものは、胃を通過→腸で消化吸収→血液へ循環→内臓や筋肉に取り込まれる、という流れがあります。

しかし、最後の工程である「内臓や筋肉に取り込まれる」前に寝てしまうと、筋肉への取り込み量がほとんどできないので、**脂肪細胞に取り込まれてしまい体脂肪が増えやすくなってしまうのです。**

食べて寝るまでの時間の目安

脂質の低い食事…2時間
通常の食事…2〜3時間
脂質の多い食事…4〜5時間

食べた後は、副交感神経が優位になる影響もあり眠くなりやすいですが、内臓や筋肉まで取り込まれることを考えて、食べてからはある程度は時間を空けて寝るようにしましょう。

ダイエット的に考えると、食べてからせめて2時間は起きているのが良いですが、どうしても夕飯が遅くなってしまう場合は、食べ過ぎないようにすることと、脂質の量に注意をしましょう。2時間以上時間が取れない場合は、脂質の少ないおかずだけにして糖質は控えましょう。寝る直前には食べないのが理想です。

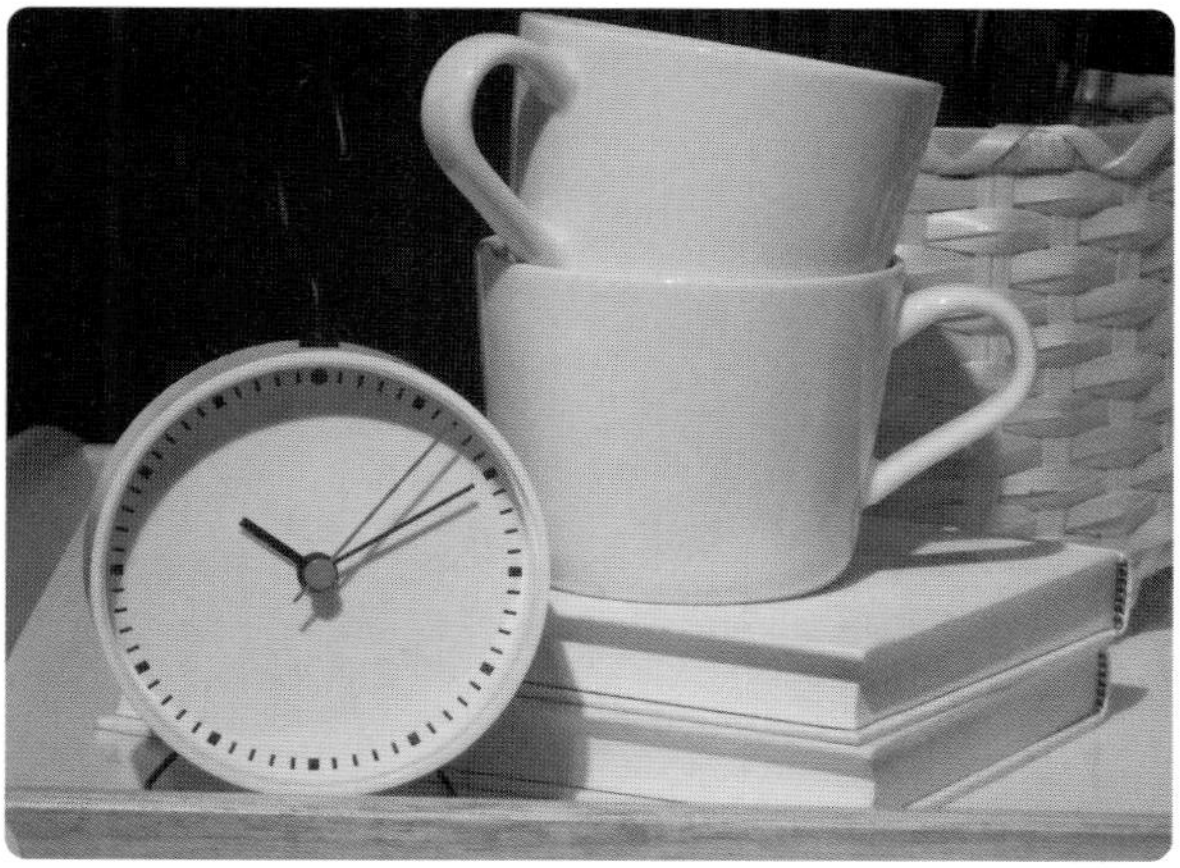

空腹感は燃焼できている証の嬉しい体感

お腹が減っている＝体脂肪燃焼タイムの証です！

空腹になるとついお菓子などをつまみたくなりますが、そこはグッと堪えて！

空腹時間は自分の身体に蓄えている体脂肪がエネルギーに変わる時間と考えると、前向きになれるはずです。

どうしてもお腹が空きすぎて我慢ができない時は、ゼロカロリー食品を食べるのはOKです！　ゼロカロリーゼリーやゼロカロリー飲料を摂って、空腹を紛らわせましょう。

ただ、肝グリコーゲン残量が減りすぎの省エネモードを超えてしまうと、太りやすい体質を作ってしまうので、6時間以上我慢するのはやめましょう。

すごくお腹が空いたのにしばらくすると空腹感が消えるのはなぜ？

体内では……

①胃袋が空っぽになるとグレリンが「何か食べて！」と分泌されますが、まだ肝グリコーゲンがあってエネルギーが残っているので、食べなくても大丈夫だよ！　と感じます。

②肝グリコーゲンの残量が30％を切ると、胃袋と肝臓の2箇所から「食べて！」のアピールがあるので、ものすごい空腹感を感じます。

③糖新生をして血糖値は保てますが、その血液が門脈（小腸などの臓器から肝臓に繋がる太い静脈）に戻って通過してきたときは、もうかなり血糖値が低いと認識。（門

脈に戻ってくる血液は常に低血糖）

胃袋が空っぽのグレリン分泌、肝グリコーゲン残量の不足、門脈の低血糖、この3つが揃うと「もー限界！超ーお腹が空いた！」ともの凄い空腹感に襲われます。

④ここで食べないと、身体は諦めに入ります。エネルギー燃焼をもうひと段階あげて、神経でも糖を使うのをやめる段階に。

空腹の壁を越えるので、フッとお腹が減らなくなるのですが、これは軽い飢餓状態に入った証。

これはあまり良くない状態で、ここまで来るとだいたい甘いもの食べたくなります。いきなり甘いものを食べると血糖値が乱高下し、**必要以上に脂肪合成が高まって太りやすくなります。**

ストレスが脂肪合成の落とし穴

運動中やストレスを感じたとき、身体では緊急事態！と認識をして、**副腎からコルチゾール**というホルモン分泌がされます。緊急事態の際はエネルギーもたくさん必要になるので、肝臓に貯めている肝グリコーゲンをどんどん分解してエネルギーとして放出させます。

運動中は筋肉によってこのエネルギーが利用されるので、エネルギーは余ることなく制御も出来ていて問題ありません。しかし、ストレスが原因の場合は、使える場所が無いので、脂肪細胞に取り込まれ体脂肪に変わってしまうのです。

さらに、肝グリコーゲンが減ってしまったことで、空腹感が高まるので強い食欲が襲ってきます。エネルギーになりやすい、砂糖を含むような菓子パンやクッキー、ケーキ、チョコレート、アイスなどを食べてしまえば、「ダイエット中なのに食べてしまった…」と罪悪感やストレスを感じますよね。そのストレスによって、**新たにコルチゾールの分泌↓肝グリコーゲンの放出↓行き場のないエネルギーが体脂肪に↓空**

腹感が襲う→過食→ストレス…と負のループに繋がってしまうのです。

本来、コルチゾールはストレスから守ってくれるホルモンですが、ダイエットによってあれもこれも「食べたらダメ！」とダメルールばかり作ってしまうことは、ストレスによって痩せない状態を作ってしまう可能性もあります。

食べることは断食など特別なことをしていなければ日々必ずあることです。そしてそれは「美味しい！」「楽しい！」「ありがたい！」と、ハッピーなことです。そのハッピーなことが、ストレスでしかない！となってしまえば、必ずと言っていいほど、リバウンドをしてしまいます。

特に、高糖質なもの、高脂質なものは、報酬系のページでも説明しましたが、依存しやすい特徴があります。お酒もそうですね。2週間やめてみることは大切ですが、いきなりゼロにして2週間をスタートさせなくても良いのです。

毎日食べていたもの、飲んでいたものを、まずは2日に1回にしてみる。1週間出来たら、週に2回にしてみる。それも出来てきたら週末だけにする。2週間やめてみる！そんなペースも有りです。

ダイエットはどうしても早く結果を出したい！と思ってしまいがちですが、身体の細胞はそう簡単に変わりません。そしてストレスが溜まりまくったダイエットであれば、続けることも難しいですよね。

ダイエットスイッチが入って、完全集中モードで突き進む人もいますが、**自分のペースで出来ることから始めていくのも良いのです。**1番怖いのはストレス。

あの人は1ヶ月でこんなにやせたのに、私はちょっとしか痩せてない…こんなことを考えるのもやめましょう！他人と自分は同じ身体ではないので、スピードに違いがあって当たり前です。それでも…どうしてもストレスだなぁと感じることがあれば、食事以外で興味のあること、ストレス発散出来ること、を見つけて意識を食事以外に向けるようにするのがおすすめです！

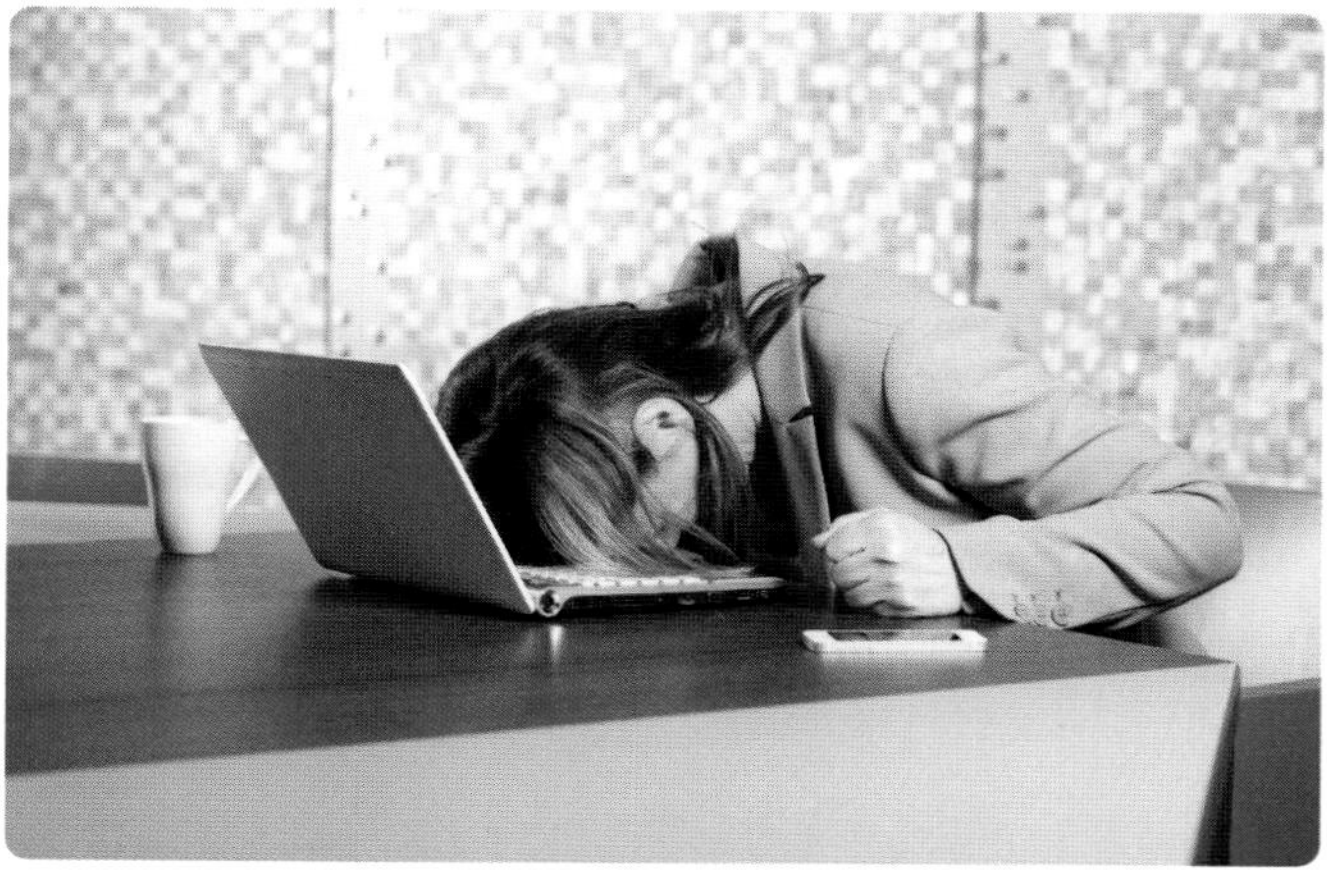

生理中の食事

生理前は浮腫みやすかったり、胸が張ってきたり、便秘になりやすかったりと、身体に様々な変化がある女性は多いと思います。

その変化の原因は、黄体ホルモンというプロゲステロンが影響しています。

女性は排卵後、黄体期という期間に入ります。この期間は、プロゲステロンがたくさん分泌され、妊娠に**備え栄養を蓄えようと食欲増進**気味になったり、体内に水分を保持しておこうと**浮腫んでしまったり**、また大腸が子宮によって押されてぜんどう運動をしにくくなるので**便秘になりやすい**など、身体にマイナス影響を引き起こします。

そして、本来そのタイミングで妊娠したかったはずが、妊娠できなかったと身体は判断するので、個人差はあるものの、人によってはここから生理前のイライラが少しずつ始まるとも言われています（ない人もいます）。

妊娠していないとなると、プロゲステロンは急激に減少して、そのときの増減の振り幅が大きいことでさらに身体へネガティブな反応を引き起こしてしまうのです（浮腫みの悪化、頭痛、便秘、肌荒れ、イライラなど）。
※これらPMSの詳しい原因は解明されていないものの、女性ホルモンのバランスが影響している可能性があると言われています。

生理痛はなぜ起きるのか？

痛みの原因物質（プロスタグランジン）が出過ぎて子宮が炎症するからです。
※ロキソニンなどの痛み止めにはロキソプロフェンというプロスタグランジンを抑える作用があります。**生理痛の緩和には、痛みの原因物質を抑制させる栄養を生理前から意識して摂取することで緩和されるという報告があります。それは青魚に多く含まれるDHAやEPAです！** 生理痛の直後に摂取すると、悪化させてしまうのですが、長期的に摂取をしていると、血管や細胞を柔らかくしてくれるので、炎症の抑制に効果的です。痛くなったら食べる！ のではなく、継続して日頃からDHAやEPAの多いお魚を食べておくのがおすすめです。

DHAやEPAが多いおすすめのお魚

・イワシ
・サバ
・サンマ
（この3種は脂質が高いので量に注意）
・アジ
・サケ

青魚が苦手という場合や、なかなか意識して普段から食べることが難しい場合は、EPAをサプリメントで摂取するのも良いでしょう。

また、生姜にも痛みの軽減効果があると言われているので、痛みが出る直前や出てからの摂取もおすすめです。

生理中の栄養について

生理中は子宮内膜が経血として、排泄されますが、これはある意味身体の組織です！　この組織の材料はたんぱく質でもあるので、たんぱく質を積極的に摂ることはもちろんですがプラスで次の微量栄養素も意識できるといいでしょう。

鉄分

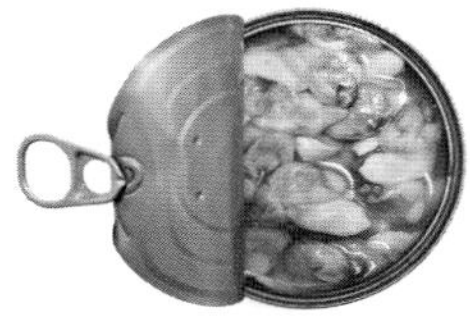

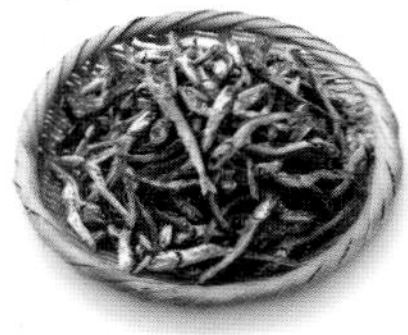

貧血予防に！

・あさりの水煮缶←超おすすめ
・煮干し
・レバー
・小松菜
・ほうれん草

ビタミンC

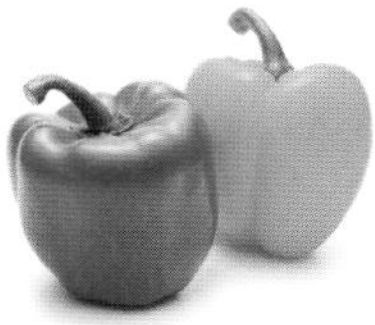

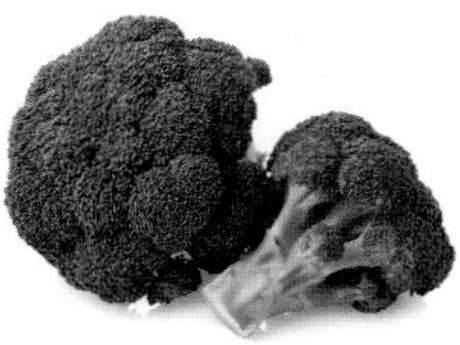

鉄の吸収を補助します！

・パプリカ
・ブロッコリー
・ケール
・カリフラワー

EPA

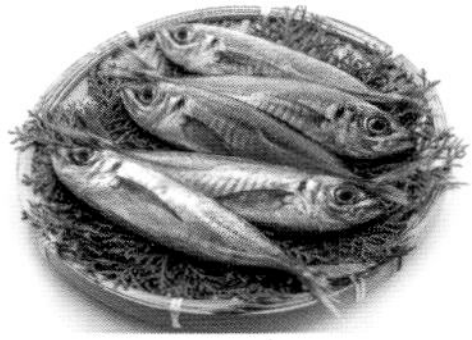

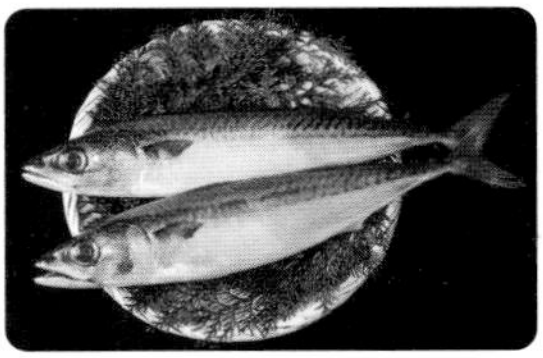

血行促進をします！

・アジ
・サバ
・サケ
・イワシ
・サンマ

※脂質の多い魚は量に注意。

ビタミンE

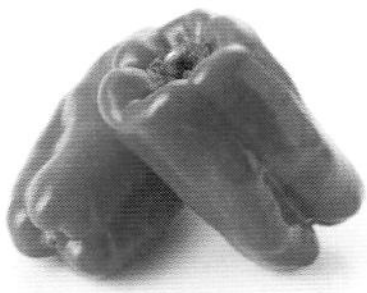

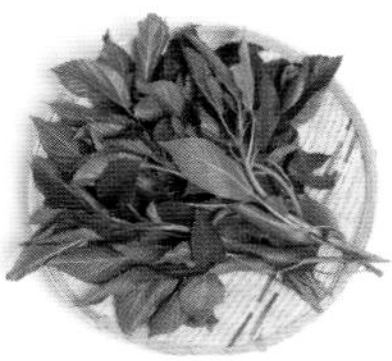

抗酸化作用！

・モロヘイヤ
・赤ピーマン
・シソの葉
・大根の葉
・紫キャベツ
・紫玉ねぎ

1日のうち1食は魚を食べられるように意識することで、生理痛の緩和はもちろんダイエット的にもおすすめです！

ちなみに、痩せすぎて生理が止まってしまうのは、エストロゲンが不足するからです。エストロゲンは脂肪細胞から作られるため、痩せすぎで脂肪細胞が小さくなりすぎたり減りすぎたりすることが原因。反対に太りすぎると、脂肪細胞が増えることでエストロゲンも増え、乳がんリスクが高まるので、普通体型が1番健康的で病気のリスクもないのです。

セルライトの撃退法

女性でセルライトに悩んでいる方はとても多い印象があります。そんな私も過去にモモ裏や内モモにできたセルライトを消したくて、痩身エステに通い、猛烈に痛いマッサージを受けては毎回アザができるという、辛い経験をしたことがあります（ものすごいアザで、このアザができればできるほどセルライトは消えるとエステサロンで教えられていたので、毎回痛みに耐えてマッサージとは言えないレベルの施術を受けていました）。

このセルライトの正体は何なのか……。簡単に言うと、**脂肪のひずみです！**

脂肪は普通均一に並んでいて、つるんとしています。

それが姿勢やシワなどの原因から、ひずみができることで、ボコボコとした見た目になってしまうのです。

ひずみを取るにはまず、根本のセルライトとなっている原因を取り除く必要があるので、**体脂肪を減らすことが重要です！**

ひずみをマッサージすることもおすすめ。皮膚の組織はデリケートなので、撫でるだけでも修復作用があると言われています。

体脂肪は全身に行きわたりますが、食べたものによって蓄積のされ方の特徴はありますし、よく動かさないような部位には特に蓄積されやすいです。

よく動かす部位は、手・足・手首・肘・膝など。

確かにこれらの部位に脂肪はあまりついていないですよね。あまり動かすことのない部位には、お腹周り・二の腕・お尻・内ももなど、関節がないような部位が多いです。

脂肪のつき方には個人差がありますが、ピンポイントで腰や二の腕を動かしたり、体脂肪を減らしたい部位の運動を意識するだけでもダイエットを促進することができるので、部分痩せは可能です！

乳製品はダイエット中には不必要

「牛乳って身体に良い？」「チーズはたんぱく質が摂れるから良い？」など、乳製品は栄養価の高い食品として認識している方は多いかもしれません。

乳製品には、乳脂肪、乳たんぱく、乳糖、ビタミンD、カルシウムなど、たくさんの栄養が含まれています。乳製品があれば、5大栄養素が揃うくらいバランスも良い食品なので、赤ちゃんや成長期の子どもはミルクを飲みますよね。つまり、成長出来るくらい栄養が豊富ということなのです。

成長期が終わった大人が体重を減らしたい！となれば、**乳製品は減らす事が大切**になります。

乳製品の脂は、牛肉と同じ脂の飽和脂肪酸が含まれています。飽和脂肪酸は、GIPといった体脂肪を蓄積させやすくする**「肥満ホルモン」の分泌を促進**してしまいます。

例えば牛乳コップ1杯（200㎖）に含まれる脂質は7・6gです。そして唐揚げ

乳製品の脂質

食品名	重量（g）	糖質（g）	脂質（g）	たんぱく質（g）	目安量
クリーム	20	0.6	9	0.4	中さじ 2
クリームチーズ	25	0.6	8.3	2.1	キリ 1.5 個
チェダーチーズ	20	0.3	6.8	5.1	スライス 1 枚
プロセスチーズ	25	0.3	6.5	5.7	6 Pチーズ 1P
カマンベールチーズ	25	0.2	6.2	4.8	6 Pチーズ 1P
モッツァレラチーズ	30	1.3	6	5.5	1/3 袋
パルメザンチーズ	15	0.3	4.6	6.6	大さじ 2.5
普通牛乳	120	5.8	4.6	4	マグカップ 1/2 杯
ヨーグルト（無糖）	130	6.4	3.9	4.7	小茶碗 1 杯
低脂肪乳	170	9.4	1.7	6.5	コップ 1 杯
飲むヨーグルト	125	15.3	0.6	3.6	マグカップ 1/2 杯

※この表は一般的な 1 食分としてイメージしやすい量で作成しています。

1個（中サイズ）に含まれる脂質は約8gです。カフェラテなどでコップ1杯くらいの牛乳は、唐揚げ1個分食べているのと同じくらいの脂質量ということになるのです！これが乳製品があると体脂肪が落ちにくい理由の一つでもあります。

低脂肪や無脂肪のものを選べば脂質を少なくする工夫ができますが、乳糖の存在も忘れてはいけません。無脂肪牛乳コップ1杯（200㎖）に含まれる糖質は約8g。無脂肪ヨーグルト1個分（120g）に含まれる糖質は約6〜7g。たんぱく質が摂れるからダイエット中は積極的に食べたいイメージもありますが、乳糖はブドウ糖とは違い、肝臓でエネルギーとして貯めておくことも出来ませんし、インスリンの分泌もほぼ出来ない糖質です。なおかつ、ブドウ糖を食べていれば、エネルギーとしても使うことが出来ないので**体脂肪として蓄えられてしまう**存在です。健康のためにヨーグルトを食べていたのであれば、**ダイエット中はやめておきましょう。**

乳製品の糖質

食品名	重量(g)	糖質(g)	脂質(g)	たんぱく質(g)	目安量
飲むヨーグルト	125	15.6	0.6	3.6	マグカップ1/2杯
無脂肪ヨーグルト(加糖)	120	14.3	5.2	0.2	小茶碗1杯
スキムミルク(脱脂乳)	120	14.3	0.2	5.2	小茶碗1杯
低脂肪乳	170	9.4	1.7	6.5	コップ1杯
ヨーグルト(無糖)	130	6.4	3.9	4.7	小茶碗1杯
普通牛乳	120	5.8	4.6	4	マグカップ1/2杯

※この表は一般的な1食分としてイメージしやすい量で作成しています。

カルシウム含有量 TOP10

食品名	重量（g）	カルシウム（mg）
干しえび	100	7100
田作り（かたくちいわし）	100	2500
煮干し（かたくちいわし）	100	2200
桜えび（素干し）	100	2000
きびなご	100	1400
えんどう豆	100	1300
ひじき	100	1000
たたみいわし	100	970
わかめ	100	960
こんぶ	100	900

※ 100g あたりのランキングです。

そして、乳製品はカルシウム摂取のために食べている！なんて人もいますよね。もちろん乳製品にはカルシウムが含まれますが、乳製品以外からのカルシウムは十分摂ることが出来ます！

ダイエット中にわざわざ乳製品を取り入れる必要はないので、体脂肪を減らしたい目的の時は控えるようにしましょう！

豆知識

どうしてもヨーグルトを食べたい時は、大豆や豆乳から作られているヨーグルトがおすすめ！

メーカーにもよりますが、１００gで脂質は約２〜３g（飽和脂肪酸は０・２〜０・４g）、糖質は約０・３g。

肥満ホルモンの分泌や糖質摂取も抑えられるので安心して食べられることが出来ます。

脂質の種類と選び方

ダイエットには糖質の種類の管理が大切ですが、脂質量のコントロールも忘れてはいけません。

脂質の消化吸収経路は、胃→小腸→リンパ管→鎖骨下静脈→心臓→全身です。最終的には全身の皮下脂肪として蓄えられますが、その前に心臓を通るので、脂質はどちらかというと**上半身の体脂肪として蓄えられやすい**と言えます。

二の腕、デコルテ、顔まわりの無駄肉を落としたい場合は、脂質の摂取量を管理することも必要です。

また、脂質のカロリーは、1g＝9kcalで、糖質とたんぱく質は、1g＝4kcalなので、倍以上のカロリーがあります。脂質は中性脂肪そのものなので、食事の中に多く含まれれば脂肪細胞に取り込まれやすく、体脂肪に1番近い栄養と言えます。エネルギーは脂質から摂取するのではなくブドウ糖から摂取し、脂質は極力控えるようにしましょう。

脂質摂取量を少なくすると、お肌がカサカサになる、便秘になる、喉がガラガラになる、と言う人もいますが、**たんぱく質を毎食しっかり食べていれば、必要な脂質は十分摂取できます。**脂質不足を疑うより、栄養バランスから見直してみましょう。

良質な脂質と呼ばれるようなものや、魚の脂質は身体に良いイメージもありますが、脂質に変わりはないので、イメージにとらわれすぎないようにしながら、脂質量のコントロールをしましょう。

ちなみに厚生労働省の日本人食事摂取基準での脂質目標量は、「1日の総エネルギー摂取量に占める20～30％の割合」とあります。

1日の総エネルギー摂取量は、目標体重や身体活動レベルによって異なります。しかし、**ダイエット目的となれば、エネルギー制限をして、体脂肪をエネルギーに変える必要があります**ね！

例えばダイエット中の女性で1日の必要エネルギー量が1500㎉だとします。その20％でも33g。30％でも50g。それを3食で割れば、1食10～15gがダイエット中の脂質目安といえます。

脂質も身体にとって必要不可欠の栄養素なので、摂取量をゼロにすることは好ましくありませんが、成人女性のダイエットであれば、**1食15g以下を意識しましょう。**

ダイエット中は1食あたりの脂質は15g以下にするように意識できると、無駄な体脂肪を蓄えないように食事ができます（ダイエットではなく維持の目的であれば、1食20gくらいでOKです）。

1食脂質30g以上の食事は、高脂肪食と言われています。これはかなり太る可能性が高い食事です。丼ものや小麦製品、麺類など、一品で完結されるような食事は、糖質オーバーもそうですが、脂質もたっぷり使用されているものが多いので、高糖質高脂質でダブルパンチになりやすいです。ダイエット中は避けるようにしましょう。

※カレー、丼、パスタ、ピザ、など。

脂質の目安量

アーモンド15粒…約8g
アボカド半分…約9g
牛乳コップ1杯…約9g
唐揚げ1個…約10g
バニラアイス…約14g

カップラーメン…約18～20g
牛丼並盛り…約24g
餃子と炒飯セット…約31g
カレーライス…約27g
てりやきバーガー…約32g
カルボナーラ…約39g

どうしても脂質が多いものを食べる場合は、必ずベジタブルファーストをするようにしましょう！

脂質は細胞膜やホルモンの材料として身体に必要なものですが、主菜の食品には必ず脂質が含まれるので、**あえて脂質を追加する必要はないと考えましょう。**

「良質な油」「抗酸化作用のある油」と言われているものもありますが、実際にはどの神経、どの細胞に効果があるのかは分かりません。「オメガスリーを摂っていたら良い！」とシンプルに考えると、ミスリードする危険性があるので注意しましょう。

便秘中の食物繊維摂取は逆効果

便秘になりやすい人は、腸内環境はもちろん、食物繊維の摂り方、生理前の影響、運動不足、ストレスなど、色々な原因が考えられます。また、ダイエットをしてから便秘がちになった人もいるかもしれません。これらの理由だけでなく、食事内容が今までと変わることで、食べる量が減り、その分排泄する量も減ることもあるでしょう。

基本的に食べたものは、吸収されたもの以外は約72時間以内に排泄されます。つまり、食べてから3日以内には出るということです。そして**3日以上出ない場合を「便秘症」と言います。**1日出なかっただけで便秘薬を使う方もいらっしゃいますが、まだ便秘症にはなっていません！　便秘薬を使う前に、まずは食生活や生活スタイルの見直しをしてみましょう（万年便秘症の方は別）。そして、もし3日以上出ないような便秘になってしまったときは、まず第一に**食物繊維の摂取を控えてください。**

便秘には食物繊維が良い！　よくそんな話を聞きますが、あくまでも便秘対策の話です。食物繊維は消化吸収できないので、大腸までやってくると、腸内細菌の餌になったり、腸を刺激することで排便を促したりする役割があるのです。しかし、便秘になってしまってから食物繊維を摂りすぎてしまうと、詰まっている便があるにも関わらず、さらに消化吸収出来ないものによって詰まりやすくしてしまうのです。**便秘中の食物繊維摂取は、悪化させてしまう原因**になるので、控えるようにしてみましょう。

食物繊維は大きく分けて、【水溶性食物繊維】と、【不溶性食物繊維】があります。それぞれ特徴が異なるので自分の状態に合わせて摂り方を考えてみてください。

水溶性食物繊維は水分を含みやすい性質があり、柔らかい便を作りやすくなります。便秘になりやすい人にとっては毎日積極的に摂る事で、排便習慣を作りやすくなるのでおすすめです。

不溶性食物繊維は保水性が高く、膨張する性質があります。腸内で刺激をしてくれるので、排便の促進や、便のかさを増やしてスッキリさせるためにはおすすめです。

排便があるまではどちらの食物繊維もなるべく摂らないようにしましょう。完全に食物繊維をゼロにすることは難しいので、食物繊維の少ない食品を選択するように意識し、排便があってからは水溶性食物繊維をたっぷり摂るようにしてください。それから3日間排便があれば、不溶性食物繊維も摂ってOKです！

便秘解消の３ステップ

1. 排便があるまでは食物繊維を控える。
2. 排便があったら水溶性食物繊維を食べる。
3. 3日連続で排便があれば不溶性食物繊維も食べる。

水溶性食物繊維が豊富な食品

～ネバネバ系やサラサラ系～
玉ねぎ、海藻類（わかめ、ひじき、もずく、めかぶ、寒天）など。
※こんにゃくの原料のコンニャクマンナンは水溶性ですが、市販のこんにゃくは不溶性になります。

不溶性食物繊維が豊富な食品

～繊維質、ボソボソ系、ザラザラ系～
きのこ類、キクラゲ、オクラ、春菊、ニラ、アスパラ、ブロッコリー、カリフラワー、ゴボウなど。

食物繊維の少ない野菜

白菜（葉先）、ほうれん草（葉先）、レタス（葉先）、もやし、きゅうり、パプリカ、かぶ、トマト（皮むき）、なす（皮むき）など。

食物繊維の1日に摂取したい目標値が、成人女性で18g　以上、成人男性で20g以上です。1食あたり最低でも6gは摂れるように意識したいですね。しかし、6gの食物繊維を毎食、食事から摂ることは結構なボリュームだったり、用意することが難しいこともあります。そんな時に便利なのが、イヌリンや難消化性デキストリンといったパウダー状になっている水溶性食物繊維。ドラッグストアやネットで購入できるので、小分けにして持ち歩くのもおすすめです！

便秘は食生活以外にも、年齢、体調、環境、ストレス、睡眠時間、なども影響していると言われています。便秘になってしまった場合は、摂取している食品以外にもこれらに思い当たる節がないか探してみましょう。また、お腹をさするようなマッサージは、排便を促す効果もあるので、便秘になりやすい人は試してみるのもいいでしょう。ちなみに水分は小腸でほとんど吸収されてしまうので、便秘解消のために水分摂取量を増やすことはほとんど意味がありません。下痢になるのは水分の摂りすぎというよりは、消化不良によるものの可能性が高いです。

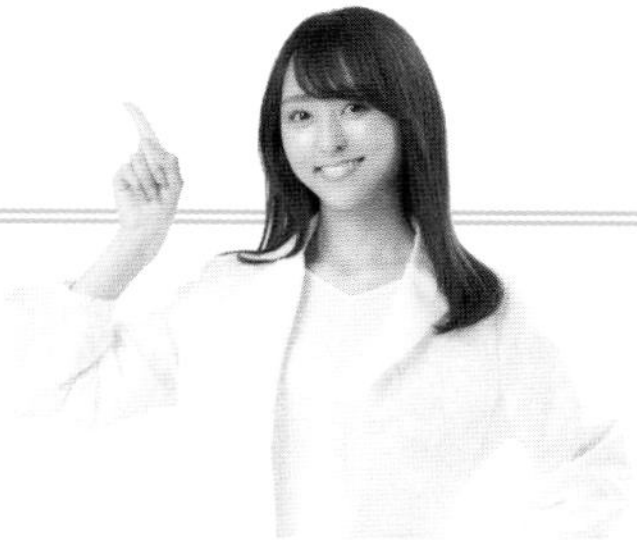

便秘解消におすすめの時短レシピ

不溶性食物繊維たっぷり！
オクラの麺つゆ和え

◉材料
冷凍カットオクラ、麺つゆ、かつお節
◉作り方
冷凍オクラをレンジで温めて、麺つゆとかつお節を混ぜるだけ！　麺つゆを増やせばお豆腐にかけたりサラダに乗せてドレッシング代わりにもなっておすすめ！

水溶性食物繊維たっぷり！
即席海藻スープ

◉材料
昆布茶、乾燥わかめ、乾燥寒天、
お好みでイヌリン
◉作り方
お椀に全ての材料を入れてお湯を注いで混ぜるだけ！イヌリンは無味無臭でサラッと溶けるので普段から飲み物や汁物に入れて使うのもおすすめ！

便秘解消の裏技!?

便秘解消には201ページでも紹介したように、排便があるまで待ち、その後の食物繊維の摂り方次第で可能です。本来はこの方法が自然な排便となるので理想的な便秘解消方法です。しかし、どうしても早くうんちを出したい！ そんな時に出来る裏技があります。

- 乳糖不耐性の人であれば乳製品を飲み、わざと下痢を促す。
- 油を飲んで、わざと消化不良を起こして下痢を促す。
- 唐辛子を沢山食べて、マグネシウム(浸透圧)とカプサイシンでわざと下痢を促す。

便秘薬などの化学的なものを使うわけではなく、生理機能によってうんちを出すため、副作用はありません。単に出したいだけであればこれらの方法も一つのやり方としてOK。それぞれの摂取目安量は内臓機能の個人差もあるので、ちょっと多いな！と感じるくらいから試してみるのがベター。これはあくまでも裏技です。うんちが出た後は、食物繊維の摂り方を工夫し、排便習慣を作る努力をしましょう！

ビタミン、ミネラルと調理法

食品に含まれるビタミン、ミネラルを全て摂りたいのであれば、一番良いのは調理しないこと。生なら栄養がまるごと身体に入ってきます。ただ、毎度毎度サラダというわけにもいきませんよね。そして生で食べることは、固すぎたり、美味しくないものもあります。その食材の特性を考慮しながら、できるだけ多くの栄養を身体に取り込める調理法を選びましょう。

例えば、ビタミンCなど水に溶けやすい水溶性のものであれば、栄養が溶け込んだスープが味わえる鍋物にするのがおすすめです。では、茹でたり加熱することで栄養が逃げてしまうような調理をすることは絶対だめなのか？　実は、そうでもありません。

例えば、３cm四方にカットをして6分以上加熱をしても、**栄養は3割ほど残っているのです。**カットして水にさらされたり、加熱しても残っているという実験があるので、ゼロになってしまうことはありません。栄養のことばかりに囚われてしまうのは、調理出来る内容に限りも出てきてしまいます。本当は茹でて食べたいのに……加熱して食べたいのに……確かに出来るだけ多くの栄養が残ったままにすることは理想ですが、**美味しく食べられることが日々の食事を豊かにしてくれます。**あまり神経質になりすぎず、好みに合わせて調理をして楽しく美味しく食事をしましょう！

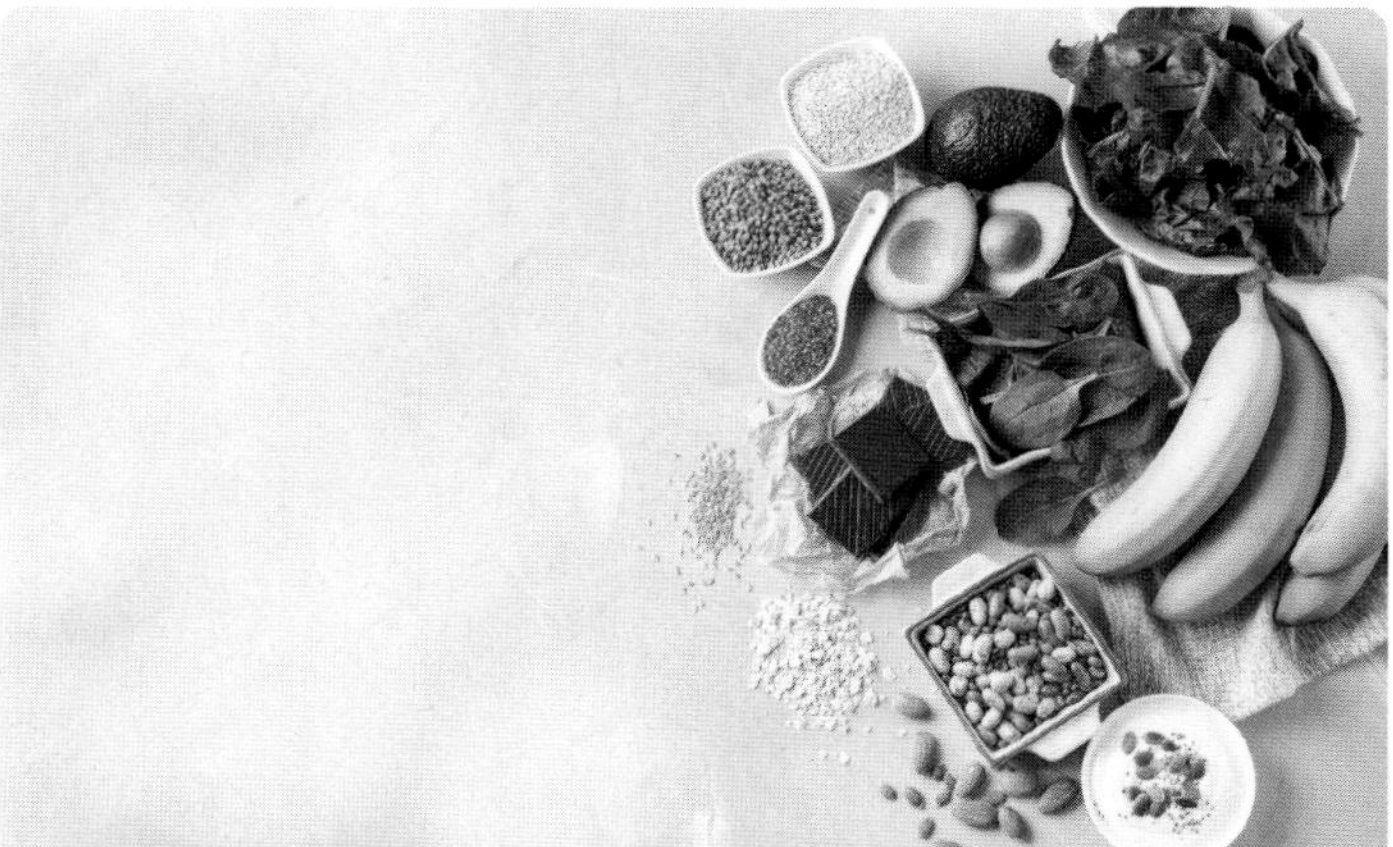

体脂肪の増え方と減らし方

糖質や脂質を必要以上に食べすぎてしまうと、問答無用で脂肪細胞の中に取り込まれ、体脂肪になっていきます。**脂肪細胞は風船のようになっていて、食べれば食べるほど膨らみ、もうこれ以上、膨らませられない！　と満タンになると、新しい脂肪細胞が出来るのです。**そして、また食べ過ぎた糖質や脂質は、新しく出来た脂肪細胞に取り込まれていくことで、体脂肪はどんどん増えていきます。

ただ、脂肪細胞は永遠に増え続けるわけではなく、作ることができる数には限りがあります。限界を超えているにも関わらず食べ続けていると、ついに血液中へ溢れてしまうのです。これが糖尿病や脂質異常症など、生活習慣病の引き金になります。

脂肪細胞が作れる数には、個人差があります。たくさん作れる体質の人、あまり作ることのできない人。これには食文化の歴史の違いも影響していて、例えば、欧米人は移民も多く、常に食べ物がある状態ではありませんでした。そのためお肉や乳製品など、比較的高脂肪な食事をすることで、油を身体に貯めておくことが得意となり、脂肪細胞の量が多い人が増えたと考えられます。

日本人は、お肉を食べる習慣がほとんどなく、魚や大豆などの低脂質な食事がほとんどでした。また、計画的な農耕を行い、少量の糖で分けて食事をしていたので、脂肪細胞のなかに貯めておくほどの食事はしておらず、エネルギー放出のバランスが上手くなったので、脂肪細胞はそこまで増やせない体質の人が多いと考えられます。

自分の脂肪細胞が限界に達しているかを推測するには、血液検査の中性脂肪の結果が参考になります。高値になっている場合は、脂肪細胞がこれ以上作れず、血液中に溢れてしまっているサインです。

増えてしまった体脂肪を減らすためには、これ以上増やさないための「食事」と「燃焼」をする必要があります。食事は糖質と脂質の過剰摂取をやめることですね！

ただ、完全にカットするのではなく、あくまでも「過剰摂取」をやめること。糖質も脂質も身体にはなくてはならない栄養素です。ダイエットのための食事バランスを考えましょう。燃焼は、肝グリコーゲンの残量を60～30％のタイミングを作ってあげることと、運動によって体脂肪を燃焼させることが大切です。食事管理とエネルギー消費が上手く行えれば、脂肪細胞の中身が減っていき体脂肪も落ちていきます！

リバウンドしないダイエットをするには？

体脂肪が減り小さくなった脂肪細胞は、空気のない（中身のない）風船状態です。中身が無くなっても、また糖質や脂質を食べ過ぎれば、元々膨らんでいた風船は膨らみやすいので、簡単にリバウンドしてしまいます。つまり、風船の中身（体脂肪）を減らすだけではなく、**風船（脂肪細胞）の数を減らすことが、リバウンドさせないダイエットのポイントです！**

ダイエットをすると体脂肪が減って痩せていきますが、それは脂肪細胞の中身が減って細胞が小さくなっているだけです。中身が空っぽの状態がしばらく続くと、細胞細胞は消滅してくれるのです。**最短では2週間ほどで減っていく**と言われていいます。しかし、どこの脂肪細胞が消えたのか？そして、細胞の数も数えることはできないので、はっきりと今減っている！と確認することは出来ません。実験することも難しいと言われているので、時間をかけて細胞の数を減らしていきましょう。

食事内容や運動量次第で減るスピードに個人差はありますが、全体の約10%減らすのには1年ほどかかるとも言われています。リバウンドさせない身体にするには、時間がかかると認識しておきましょう。

今年ダイエットして痩せた人でも、まだ脂肪細胞は全体の10%ほどしか減っていない可能性が高いです。元の食事に戻せば、来年はリバウンドしやすいと考え、食事内容は適度に外食やスイーツ、お酒を楽しみつつ、引き続き気をつけておきましょう!

脂肪細胞は大きくなりすぎたものは小さくなりにくいです。ダイエットをすると、中くらいのものから小さくなっていきます。つまり太ったとしても、すぐにダイエットを開始すれば短期間で元に戻せるので、太ったことにできるだけ早く気づけた方がいいですね!

体脂肪が減るとつい嬉しくて、週1のご褒美スイーツなどを食べてしまいがちですが、この脂肪細胞のことと、報酬系のことも思い出しましょう。

停滞期をどう乗り越える？

大きく肥大化した脂肪細胞はダイエットで燃焼されて小さくなっていくのには少し時間がかかります。元々の大きさや、食事内容、運動量にもよりますが、いわゆる停滞期を感じる方が多く、そこで諦めてしまうことで、リバウンドに繋がるのです。脂肪細胞はどの部分にあるものが消滅したのかは、確認出来ないため、しっかりと全身ほどよく消していくには、最低でも2ヶ月はかかると思いましょう！

身体は食べたものでできています。すぐにダイエットの結果を出したい気持ちも分かりますが、**細胞レベルで身体を変えることは時間がかかって当たり前です。**栄養による身体への影響も平均的に考えて2ヶ月ほどかかります。停滞期になると、こんなに頑張っているのに何で痩せないの!?　とイライラしたり……悲しくなってきてしまうかもしれませんが、それは大きく肥大化した脂肪細胞が縮もうとしている時間！と思うようにしましょう。

もちろん、食事内容に原因があったり、運動量が少ないなど、停滞期ではない理由で、数値が減らない状態になっていることも考えられますが、数値が減らないからといって、過度に糖質や脂質、たんぱく質の食べる量を減らすのはやめましょう！しっかりと管理した上で、停滞期を感じているのであれば、毎日の体重測定をやめて、週に1回に減らしてみるのも、精神的なストレスの軽減になるのでおすすめです。

ちなみに……食事をして脂肪細胞が刺激されると、中くらいのサイズの脂肪細胞から「もうお腹いっぱい！」と**食欲を抑えるホルモンの「レプチン」が分泌**されます。脳を介した強い食欲抑制があるので、適量で満腹感を感じることが出来ます。

しかし、大きくなりすぎた脂肪細胞は炎症しているため、このレプチンが上手く分泌できなくなってしまうのです。レプチン抵抗性と言います。

つまり、太り過ぎてしまうと、食欲がおさまらず、目の前に食べ物があるといつまでも食べてしまったり、過食をしてしまう原因に。それだけでなく、インスリンの効きが悪くなったり、脂肪分解もおきにくくなってしまうのです。

ダイエットをすることで脂肪細胞は徐々に小さくなっていきますが、中くらいのサイズになるまでは、どうしても食欲は抑えにくいかもしれません。ダイエットを始めてすぐは空腹感を感じやすいかと思いますが、大きすぎる脂肪細胞が小さくなっていけば食欲もコントロールしやすくなります！　目安としては1〜2週間です。脂肪細胞がしっかり減ってくれれば、たまに乳製品や高脂肪なもの、フルーツやスイーツ類を食べてしまっても、すぐに貯める風船（脂肪細胞）が少ないので、太りにくくなります。

毎日こういった太りやすいものや、お酒を摂取していれば太る可能性はありますが、メリハリをつけたり、週に何日！　月に何日！　と決めておけば、リバウンドはしにくくなります。

生活習慣病のためにも、脂肪細胞は肥大化させないことが大切です。適度な大きさで維持もしくは、減らせていけるといいですね。

ダイエットに運動は必要？

身体には基礎代謝があることはご存知だと思いますが、これは簡単にいうと「何もしなくても生きているために必要なエネルギー」の事です。
身体では基礎代謝の割合がおおよそ決まっています。

骨格筋…22％／肝臓…21％／脳…20％／心臓…9％／腎臓…8％／脂肪…4％／その他…16％

※一般的な体型の成人

ダイエット成功にはまず、食事の見直しが大前提ではありますが、基礎代謝の割合を見ると、骨格筋（筋肉）は22％で1番高く、筋肉を使うような運動を増やしてあげることで、エネルギー消費量を増やすことができます。

そして嬉しいことに、運動してから48時間は筋肉の興奮状態が続くので、新陳代謝が活発になっていて、基礎代謝の高い状態が続くのです（48時間かけて元の状態に戻る）！　運動ありとなしとでは、ダイエットのスピードが変わる理由ですね。

ダイエット中の運動は毎日することが好ましいですが、ライフスタイルによっては毎日の運動が難しい人もいるかもしれません。睡眠時間を削ってまで運動することはおすすめできませんが、**運動すれば48時間は基礎代謝の高い状態を作れる**ので、2日に1回のペースで運動ができると、かなり順調にダイエットは進むと思います。筋トレによって基礎代謝を上げつつ、筋肉も増えれば、どんどん代謝も上がりますね！

そして、体脂肪燃焼には、筋トレばかりではなく、走ったり、心拍数が上がるような有酸素運動も取り入れましょう。有酸素運動中は、脂肪をエネルギーに変えてくれます。

よく、20分以上運動しないと脂肪燃焼が始まらないという話も聞きますが、まずは自分のペースで始めてみましょう。

運動習慣がなかった人がいきなり走ってしまうことで、膝などを痛めてしまえば、本末転倒。散歩から始めるのも良いと思いますし、電車では1駅分早めに降りて歩いてみるのもOKです。

ダイエット開始時はやる気に溢れ、モチベーションも高いので、無理をしがちですが、まずは楽しむこと。そして、続けられることを第一にしてください。

豆知識①

体脂肪は糖質と脂質の過剰摂取により、増えていってしまいますが、いざ減らそうと思っても脂肪の基礎代謝はなんと4%の割合しかないため、エネルギー消費量としてはほんのわずかなのです。太るのは簡単なのに、減らすのは大変。ということが、この仕組みからもお分かりいただけるのでは？

豆知識②

肝臓での基礎代謝も筋肉とほぼ同じ21%です。お酒を飲むと、肝臓での糖質と脂質の代謝が止まってしまうため、基礎代謝の約2割が減るということになるのです。お酒を飲んだ時の食事が体脂肪になりやすいことはもちろんですが、基礎代謝のことも考えると、ダイエット中のお酒は控えるに越したことはないですね！

豆知識③

寝ているときはエネルギー消費量の多い、筋肉、脳、心臓の活動が低下します。約5割の基礎代謝の消費量が減るため、食べてすぐ寝ると太ってしまいやすいです。カロリーのあるものを食べた時は、最低でも2時間は起きていることを心がけましょう。

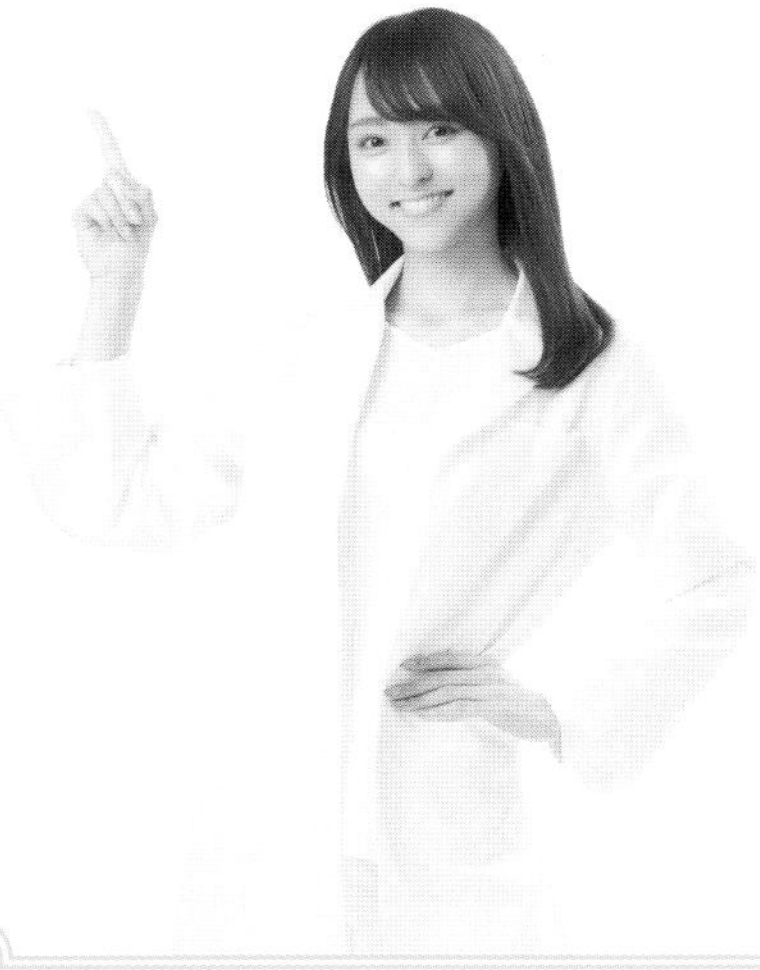

巻末付録　カンタンおうちエクササイズ

最後に、 マンションでも実践できる、 床に響かないエクササイズをご紹介します。
食事術との併用でさらなる効果が見込めますので、 ぜひお試しください!

下半身太り解消！　股関節ストレッチ

運動不足などにより股関節は硬くなりやすいです。 股関節が硬いと歩行にも影響が出てきてしまい、 余計な筋肉の発達など下半身太りの原因にも！また、 トレーニング前におこなう事で股関節の可動域も広がり運動しやすくなります。

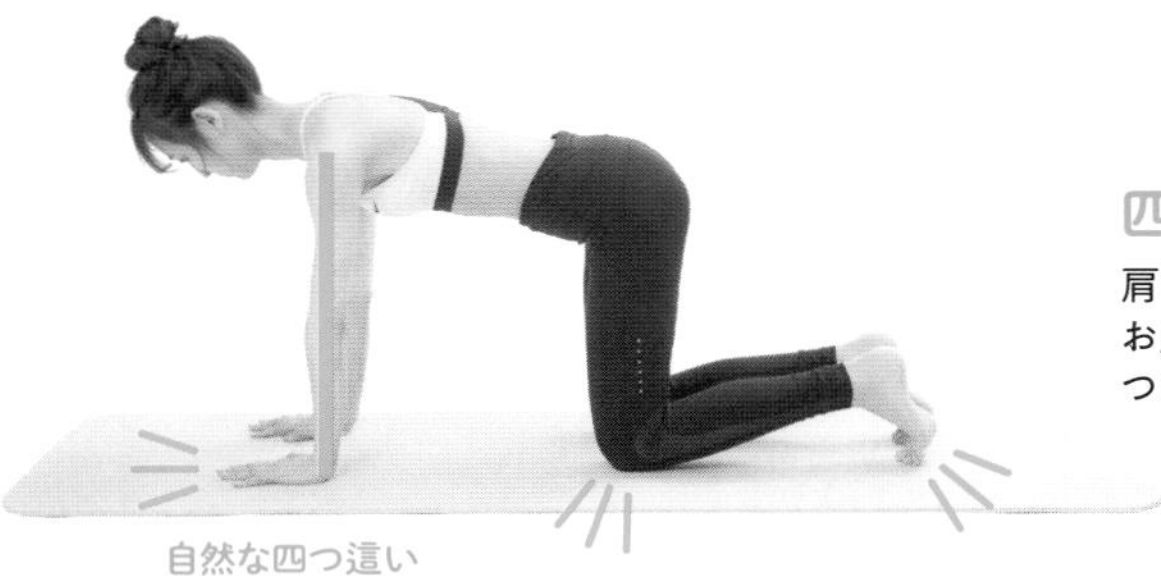

1 四つ這いになる

肩の下に手のひら、
お尻の下に膝、
つま先は立てる

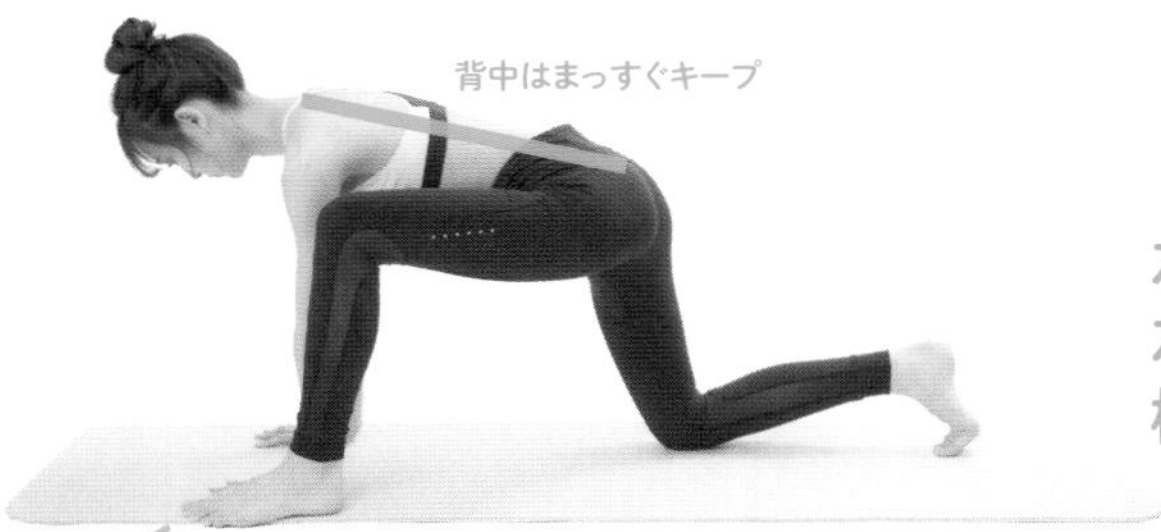

2 左足を左手のひらの横に置く

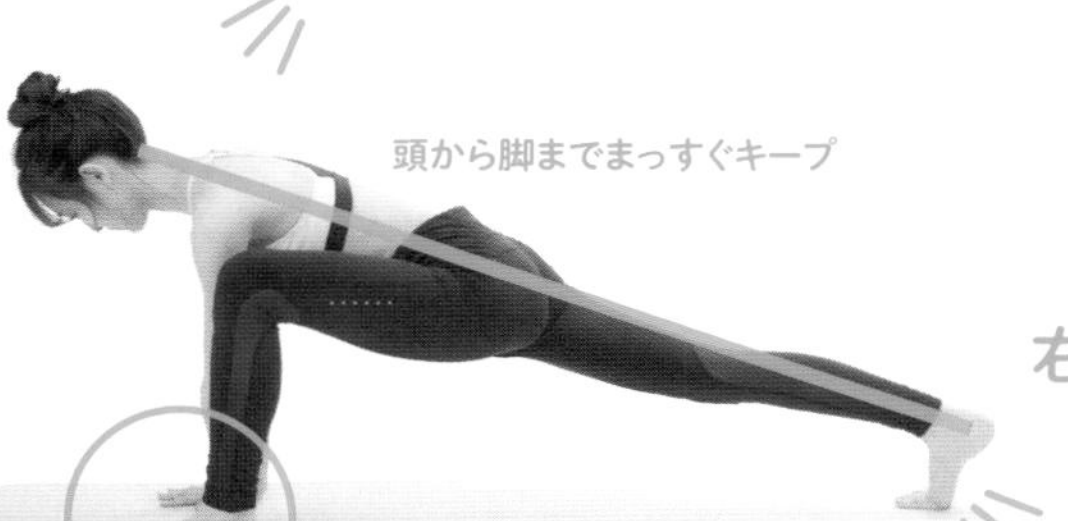

3 右脚を伸ばす

CHECK POINT

◎ 身体はまっすぐ、頭からお尻まで棒が刺さっているイメージで！　肩甲骨が出ないように気をつけましょう!

× 肩甲骨が出ないよう地面を押して身体を支えましょう！
お腹は左右に縮まないようまっすぐに!

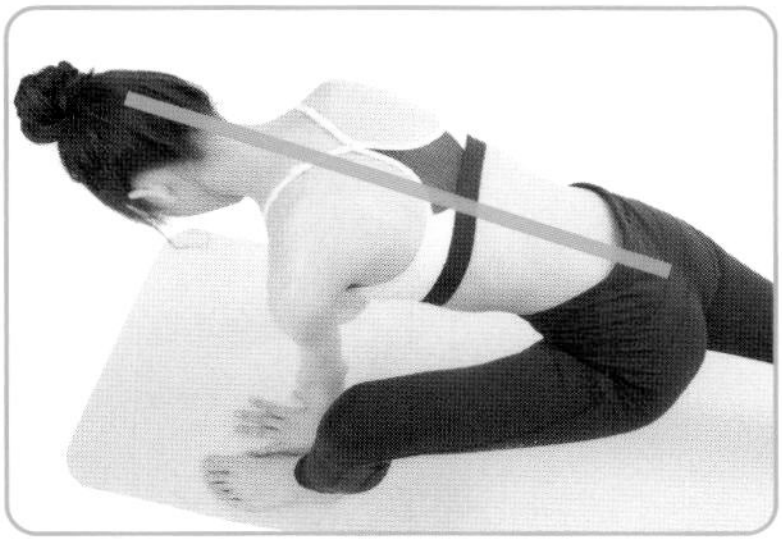

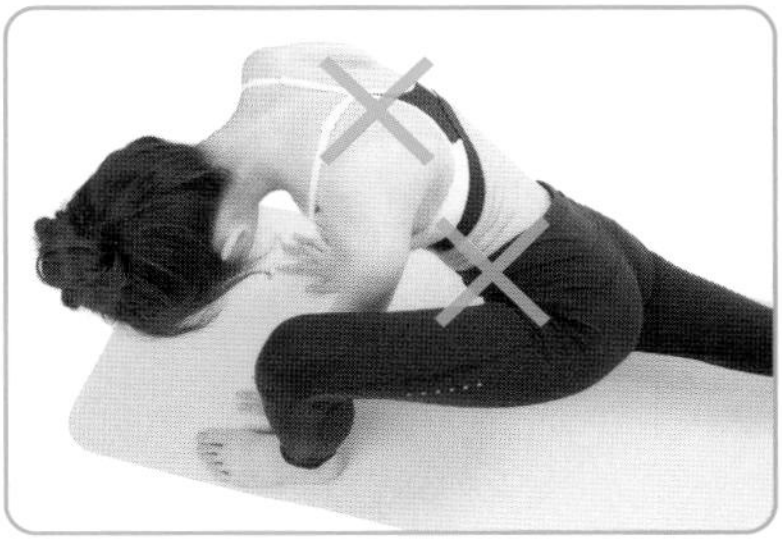

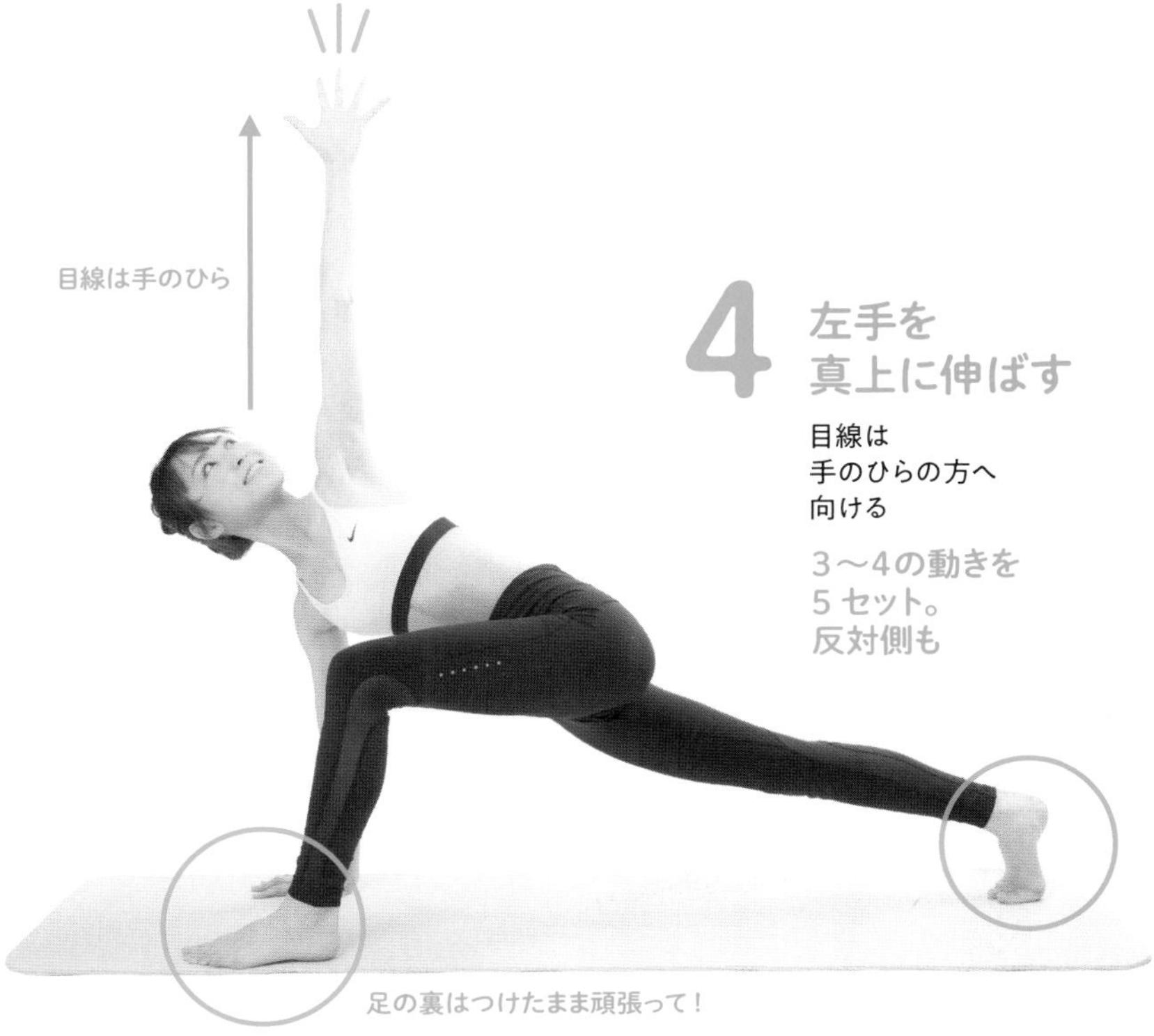
目線は手のひら
足の裏はつけたまま頑張って！

4 左手を真上に伸ばす

目線は
手のひらの方へ
向ける

3〜4の動きを
5セット。
反対側も

ヒップアップと脚長美脚作り！

ニーリング

お尻（中殿筋）をターゲットにヒップアップを目指しましょう！お尻のトップが高くなることで脚長効果も期待できます。

肩の力は抜いて
リラックスしましょう

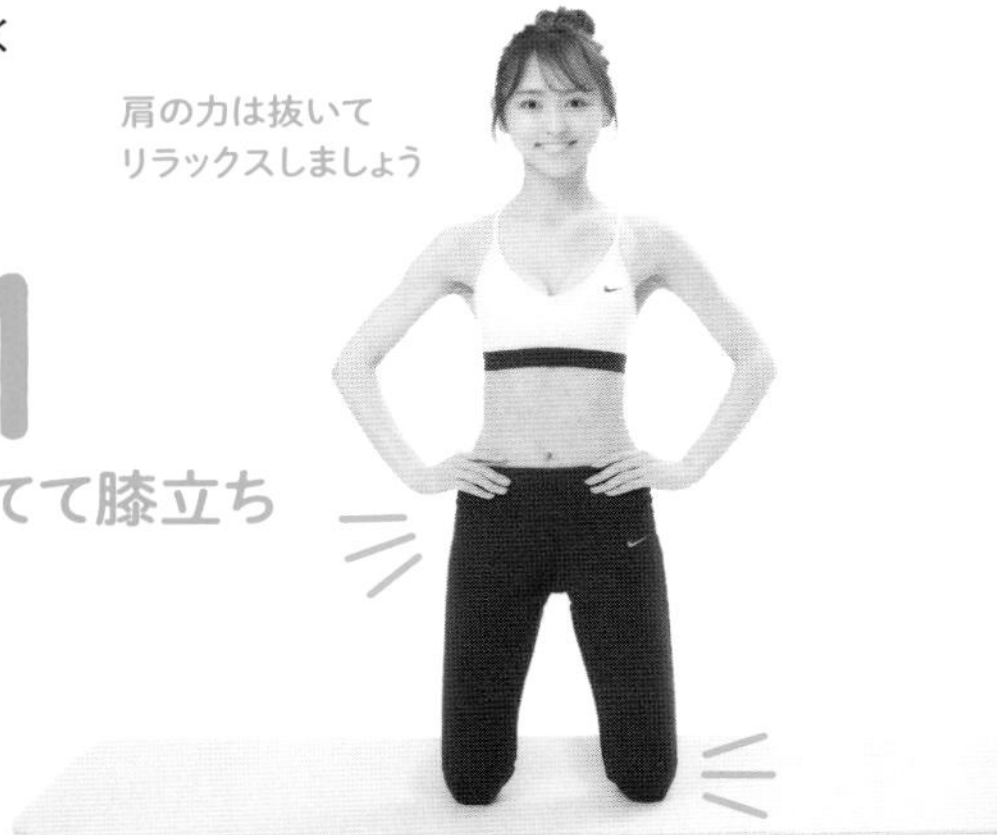

1
腰に手を当てて膝立ち

グラつきやすいので
倒れないように気つけて！

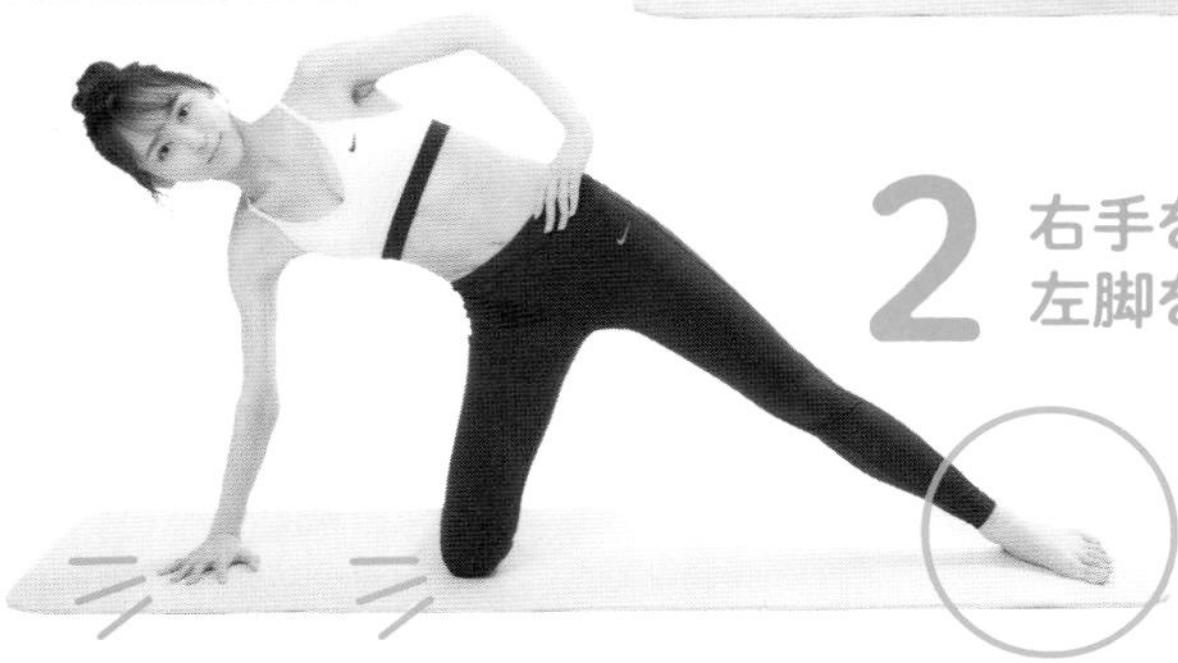

2
右手を床につけて、左脚を伸ばす

つま先は床に
タッチしているくらい

上げている脚は地面と平行

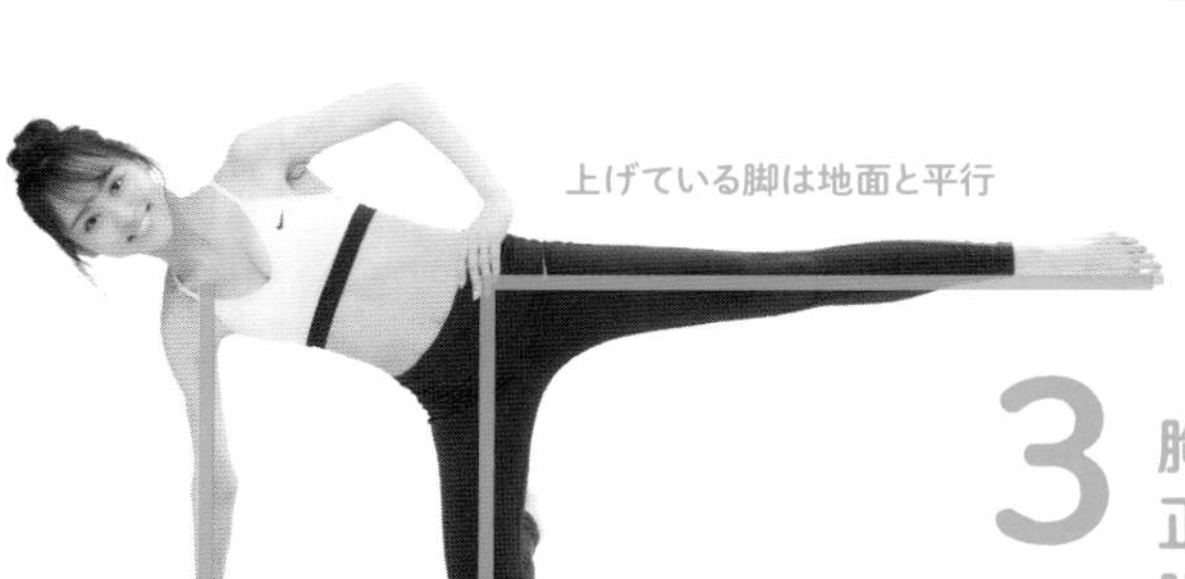

まっすぐ上がるように
頑張って！

3
胸は正面に向けたまま脚を上げる

支えている腕と脚は地面と垂直

CHECK POINT

身体が前に倒れないように
胸は正面に向けましょう！
支えている腕と脚は
床に対して垂直にしましょう!

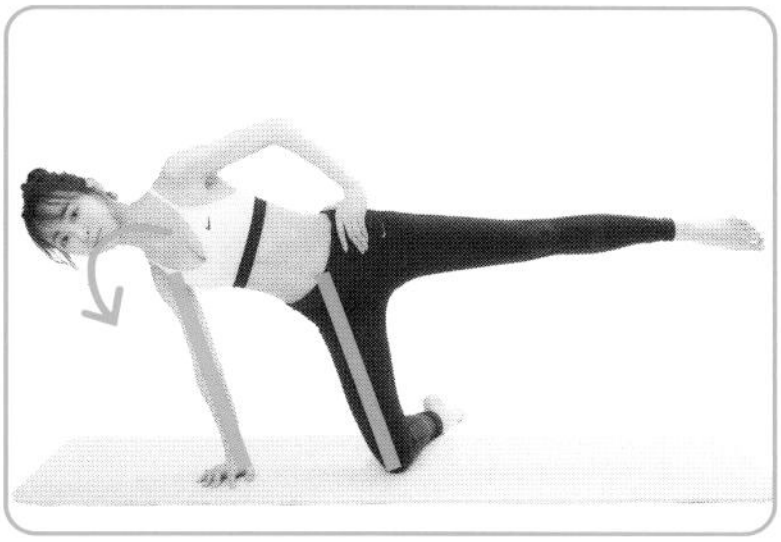

おへそは正面で股関節や膝は
曲げないように!
伸ばしている脚は高く上げすぎなくてOK！

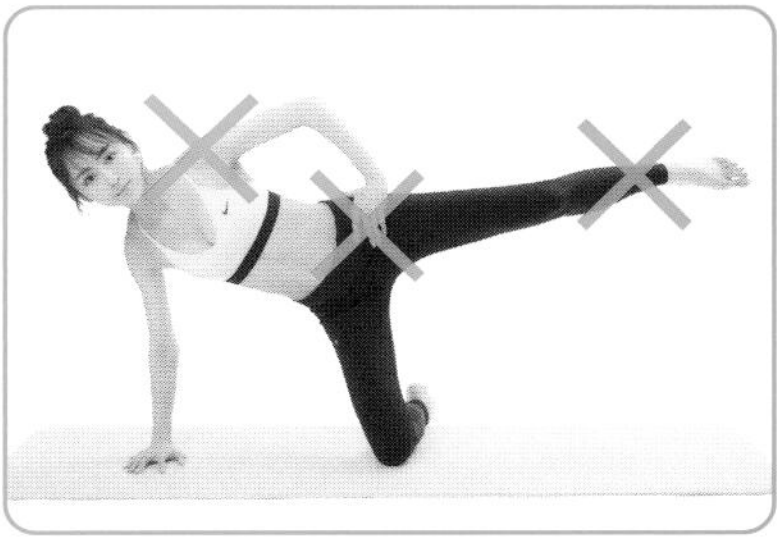

4 上げているつま先を小さく前回し10回、後ろ回し10回で1セット

左右それぞれ3セット

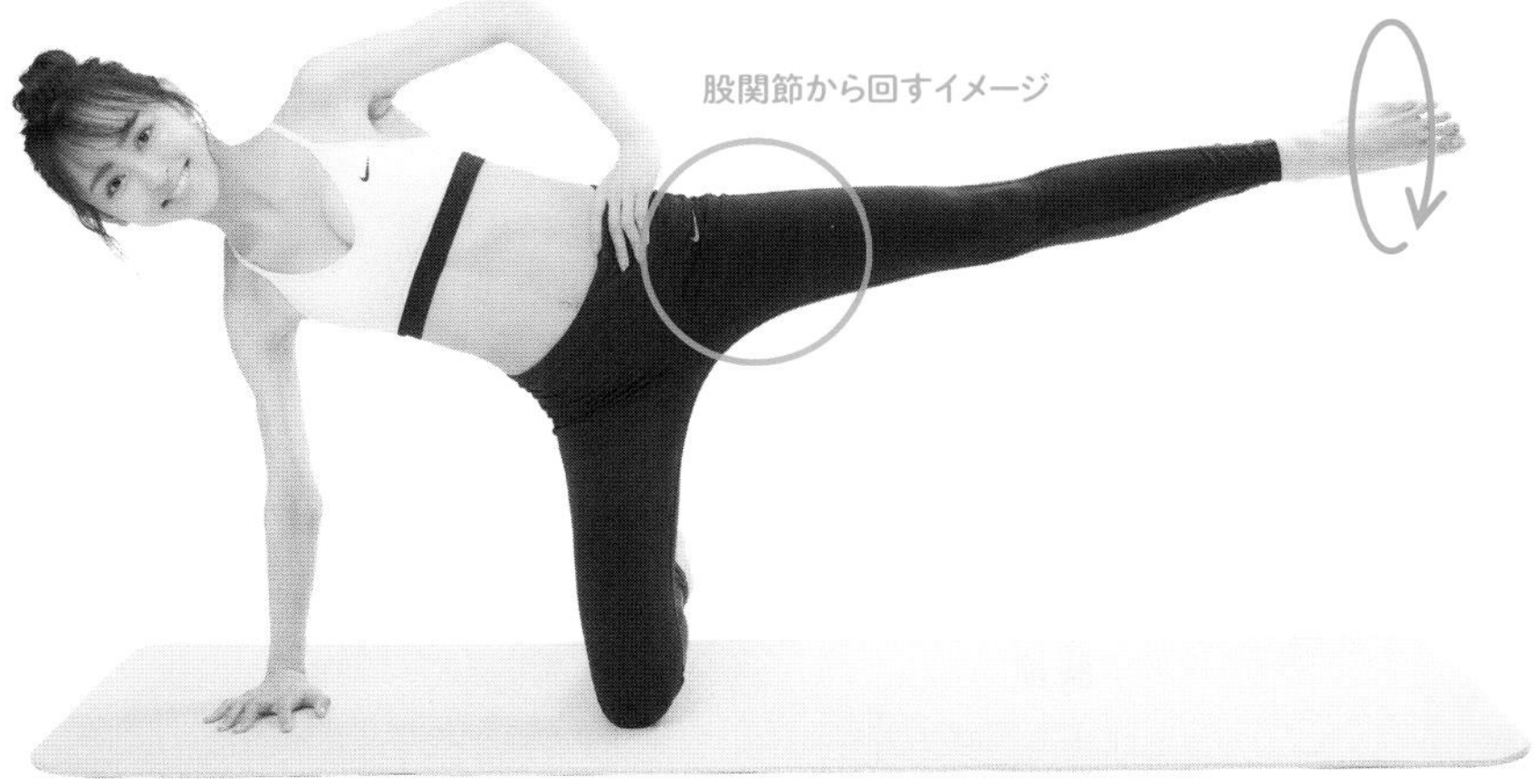

反り腰改善！猫背改善！ キャットアンドドッグ

姿勢を良くしようと胸を張ってもそれは根本的な姿勢改善とは言えません。
ガチガチになっている背骨を柔らかくして、
体幹部のインナーマッスルも同時にトレーニングしましょう！

1
四つ這いになり 鼻から息を吸う

肩の下に手のひら、
お尻の下に膝、
つま先は立てる

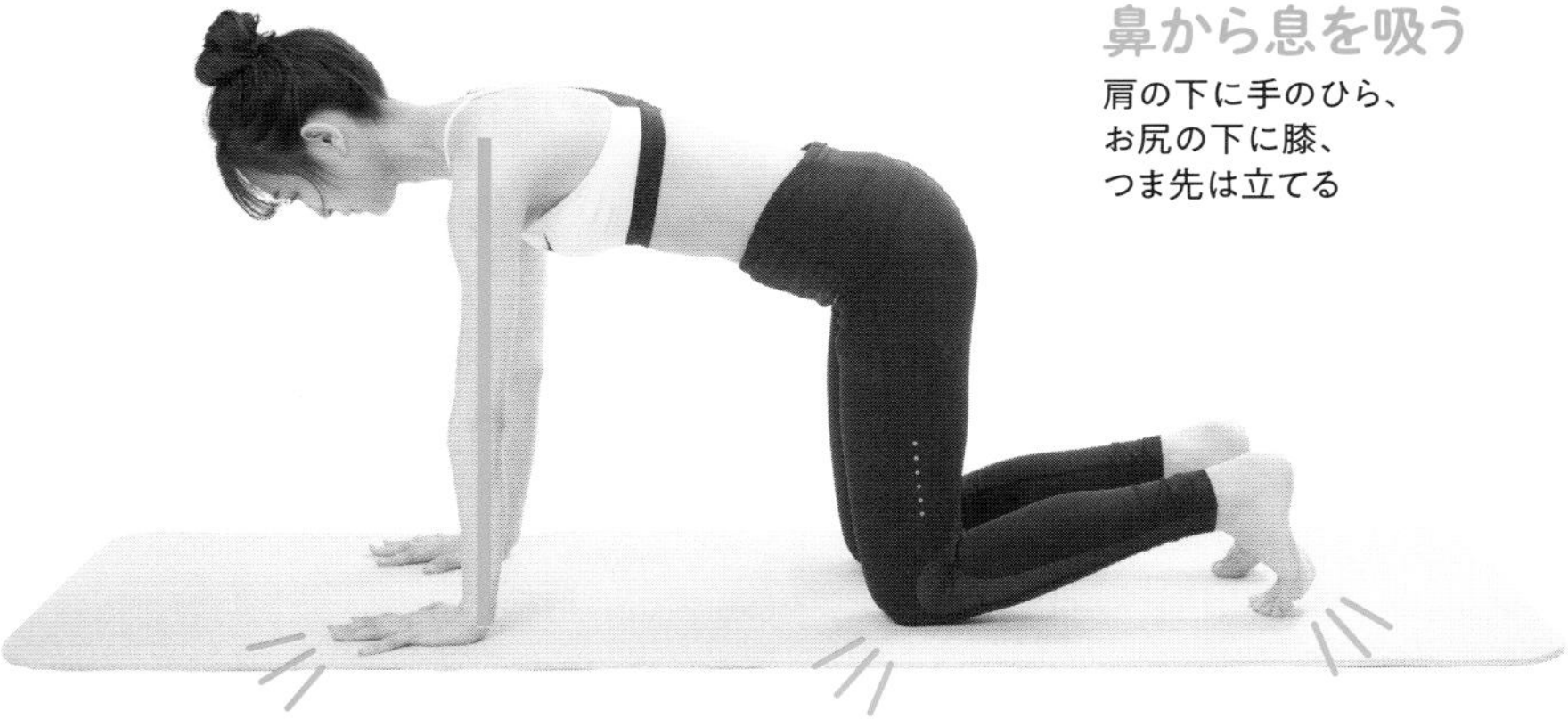

2
キャット 息を吐きながら 背中を丸める

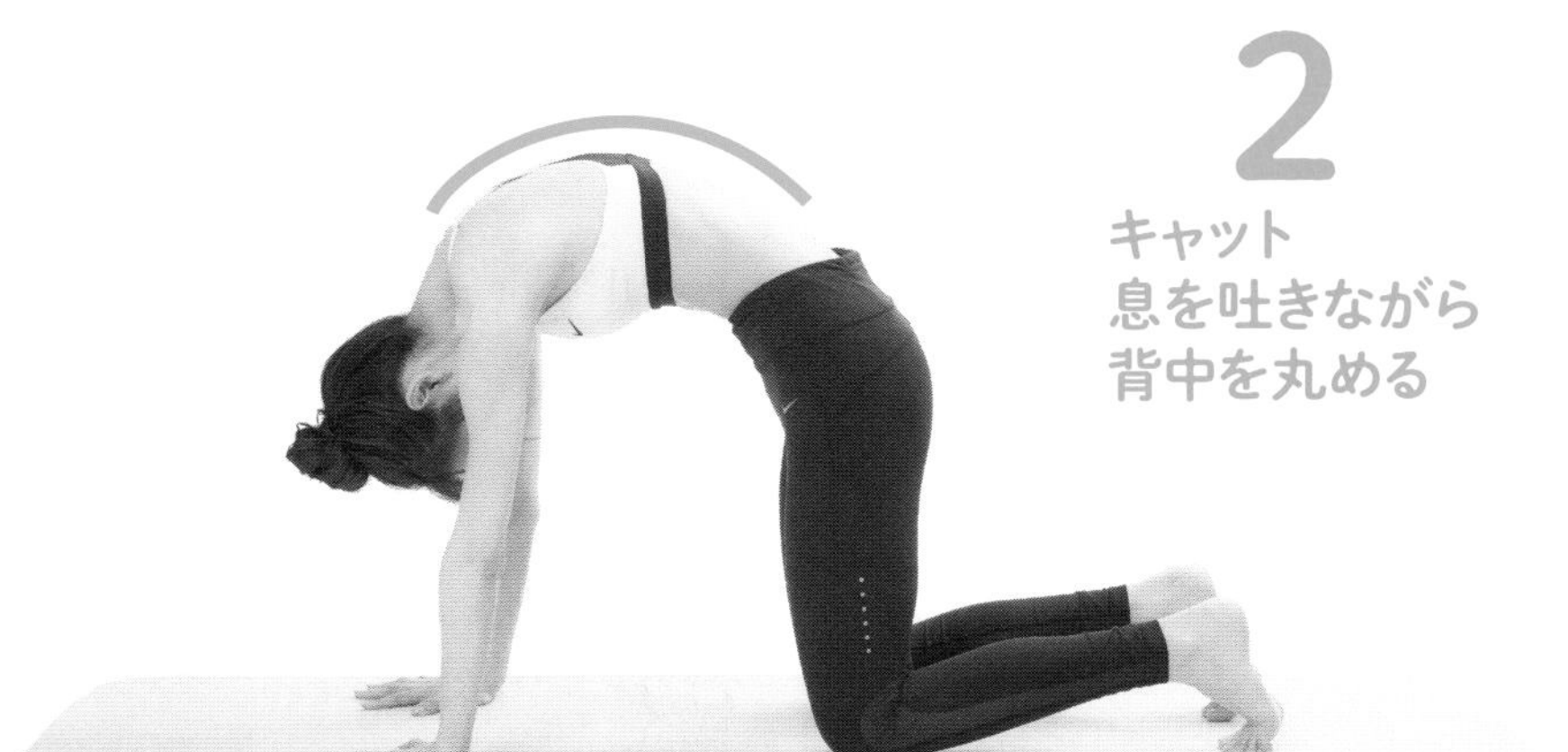

手のひらは床をプッシュ

CHECK POINT

×

最初はあまり丸められなくても背骨をひとつひとつ丸めるイメージで続けていきましょう!

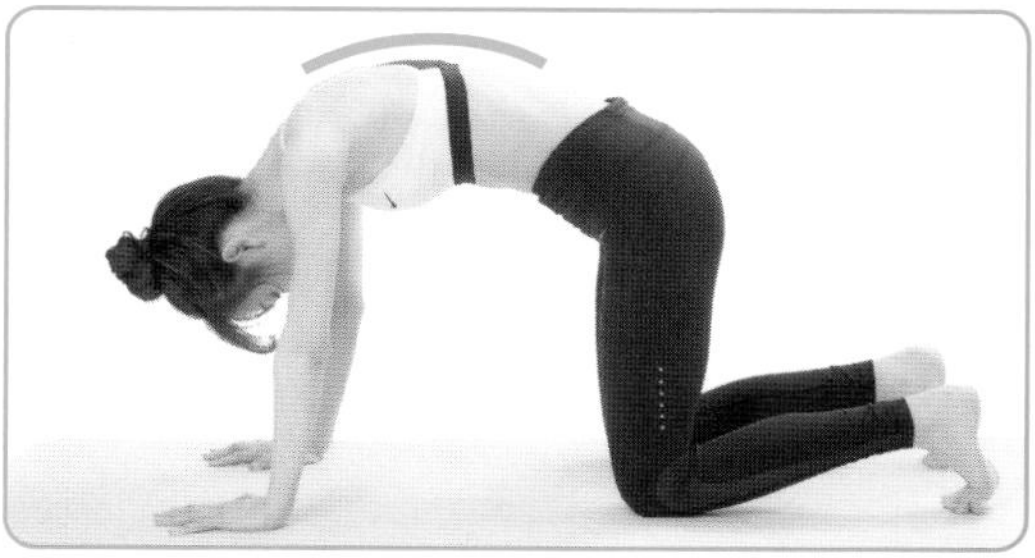

×

首と腰を過剰に反ると身体を痛める原因になるので注意!
胸が落ちたり、肘が曲がらないように、床をしっかりとプッシュしましょう!

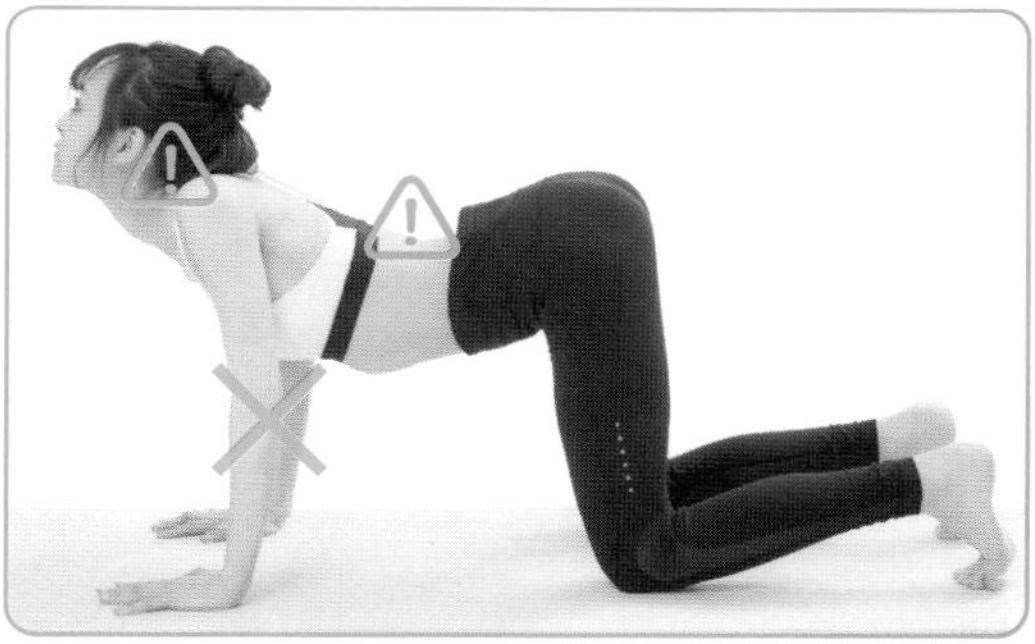

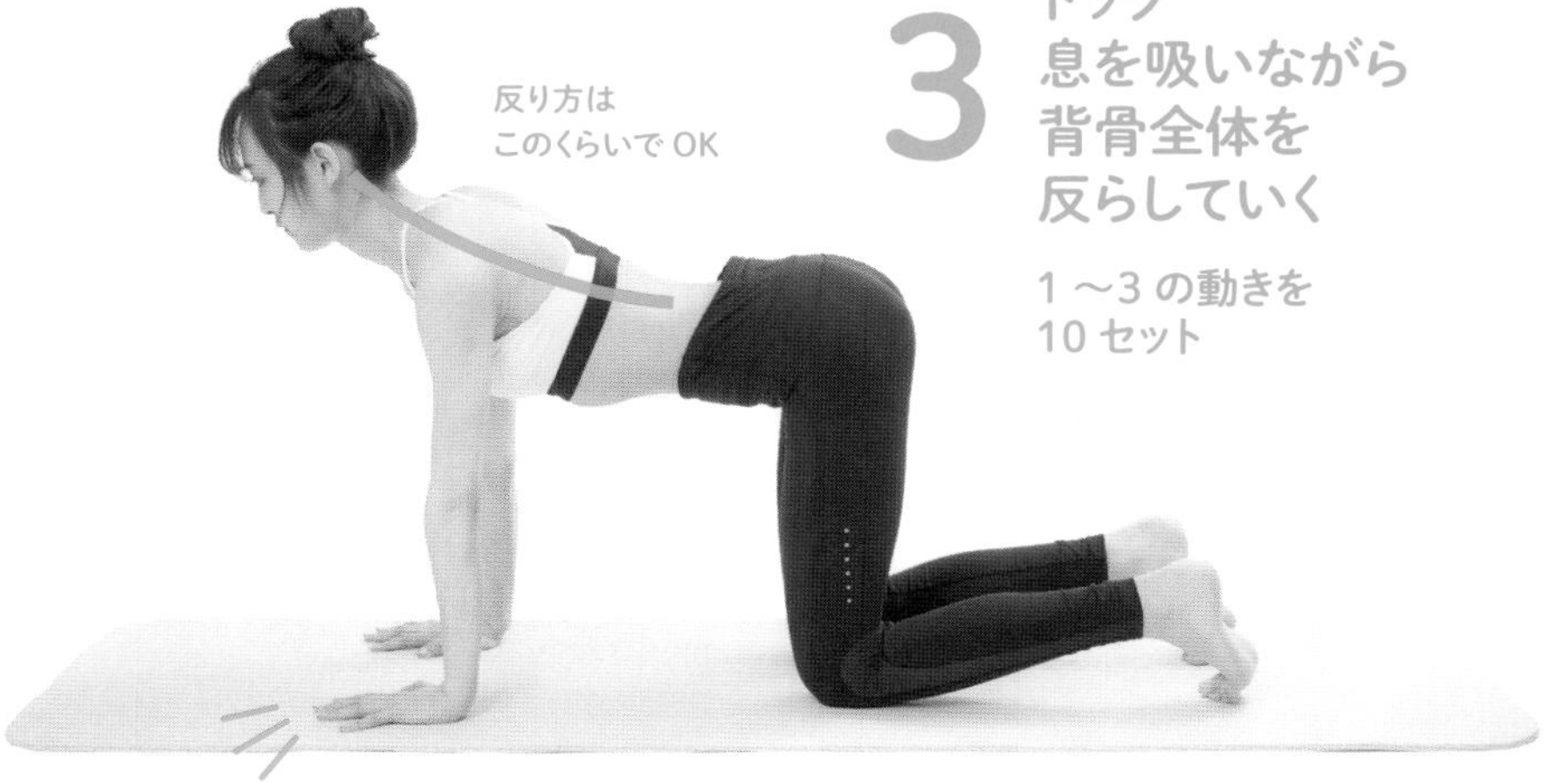

3 ドッグ 息を吸いながら背骨全体を反らしていく

1～3の動きを10セット

ぽっこりお腹を凹ませる！ ローリングライクボール

腹筋群をターゲットにぽっこりしたお腹を引き締めます！こり固まった背中の柔軟性も高められるのでキレイな姿勢のボディライン作りにおすすめなメニューです。

1
体育座りでもも裏を抱える

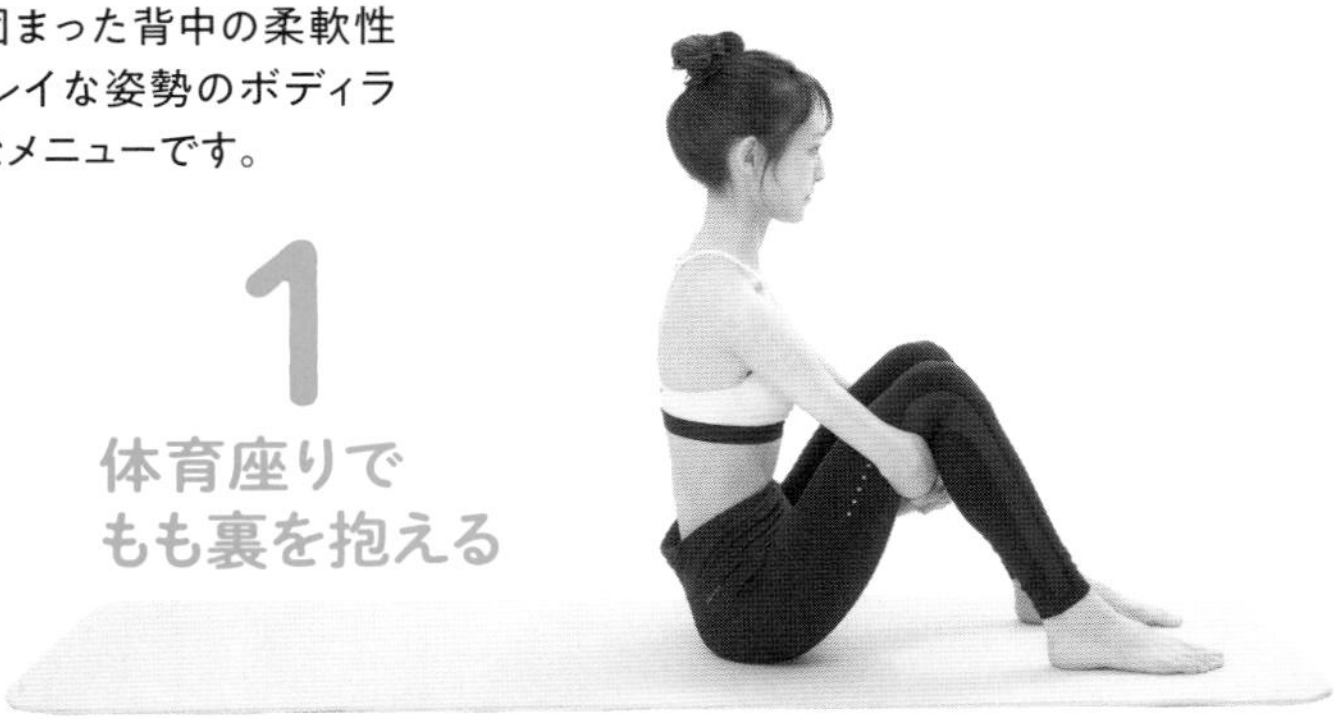

もも裏は軽く抱えるくらいでリラックスして始めましょう

2
足裏を床から離す

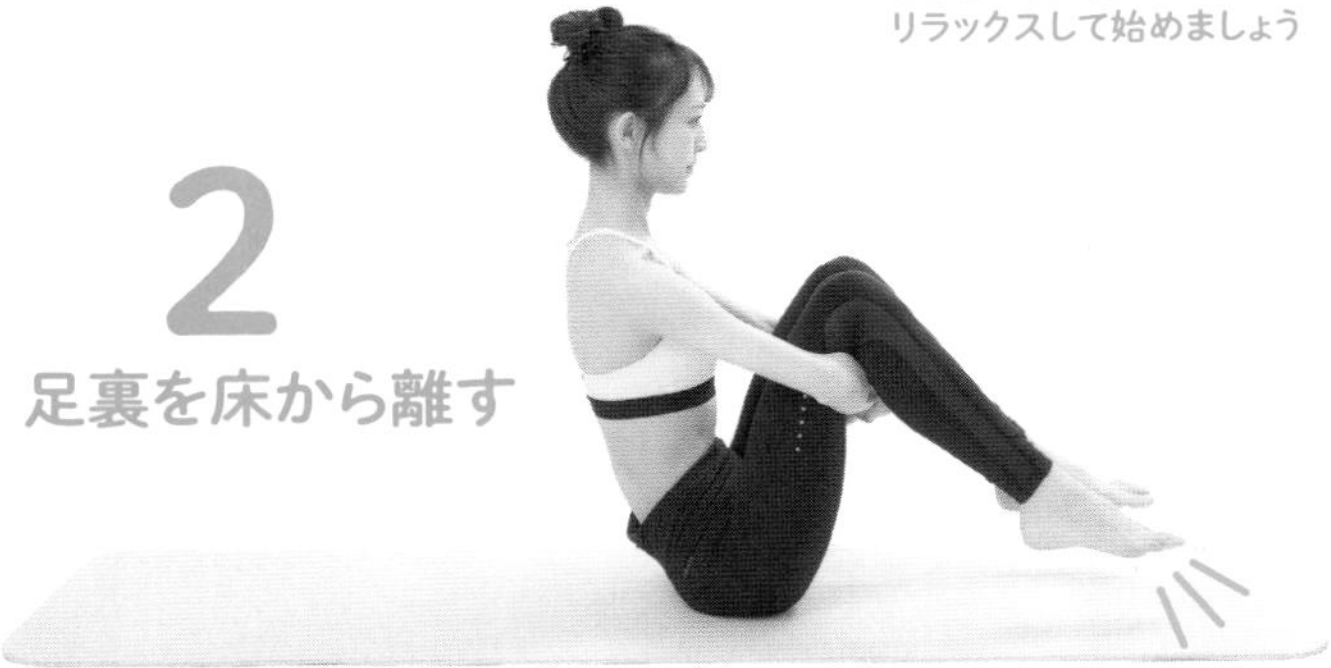

3
背中を丸めて後ろに転がる

息を吸いながらゆっくりと

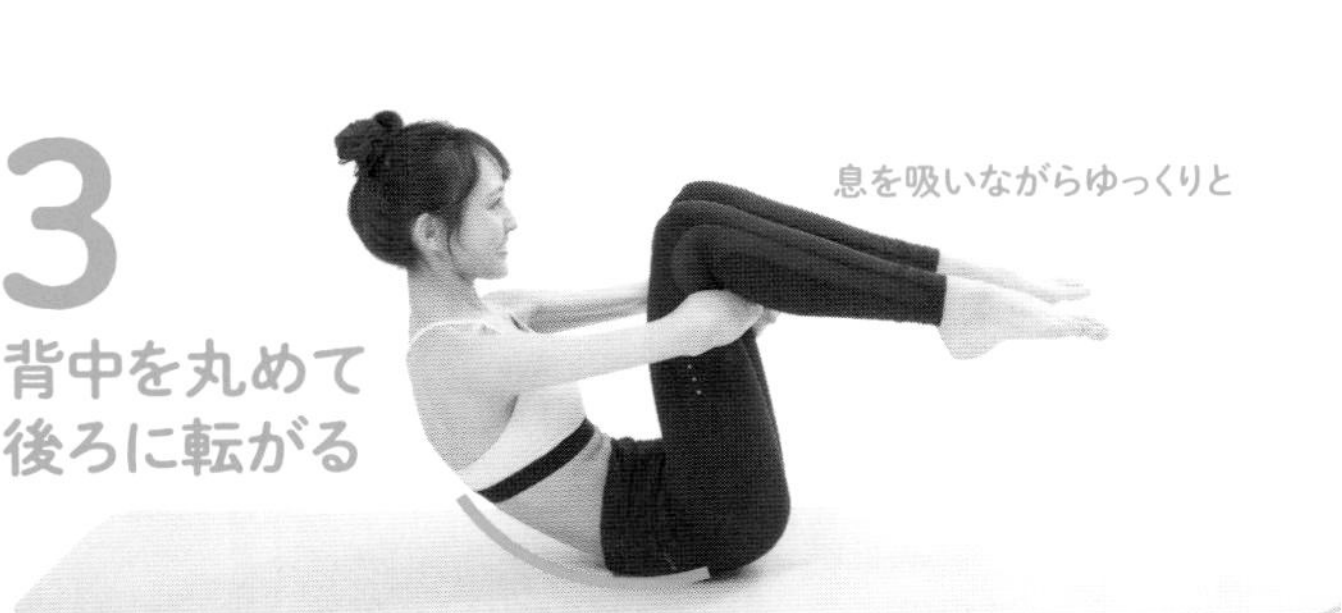

CHECK POINT

背中を丸めて腰からゆっくり
床につけていくイメージで、
転がりましょう!

勢いをつけて転がると、
頭を打ってケガに繋がるので
気をつけましょう!

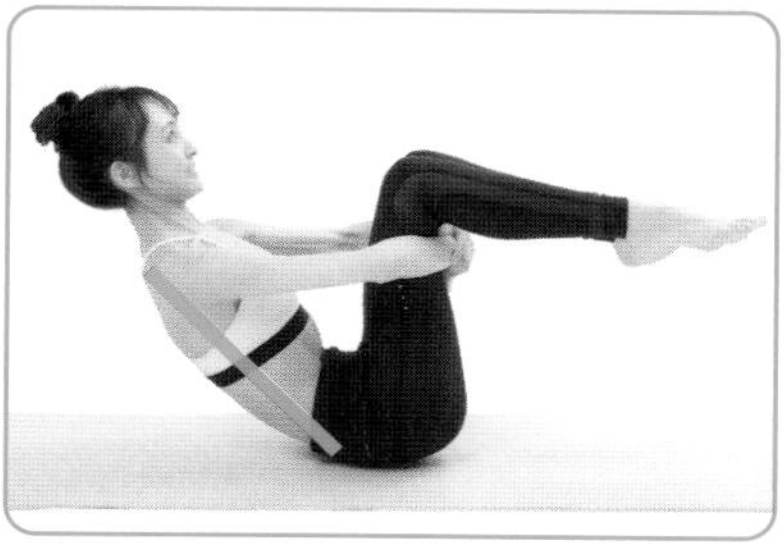

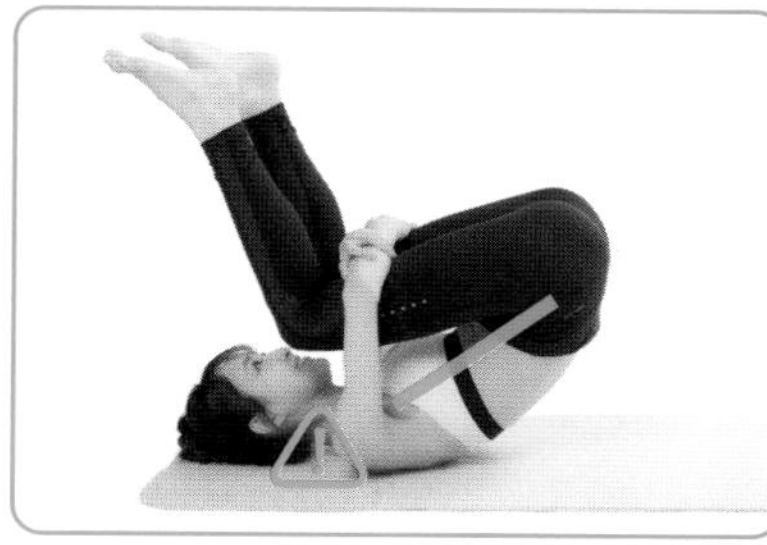

胸と膝は
一定の距離を
保ったまま

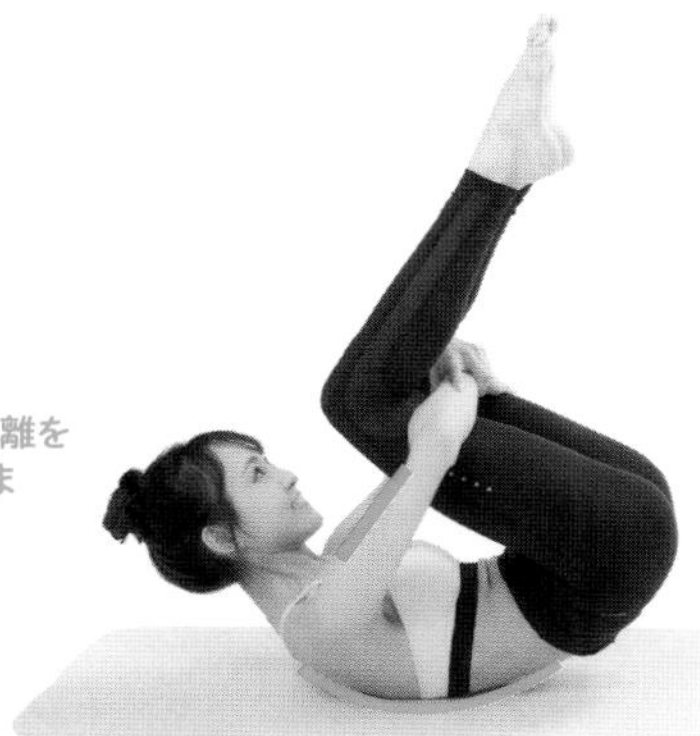

4
あごを引いて頭がつかないところまで転がる

息を
吐きながら

反動で
戻るのではなく
腹筋でコントロール

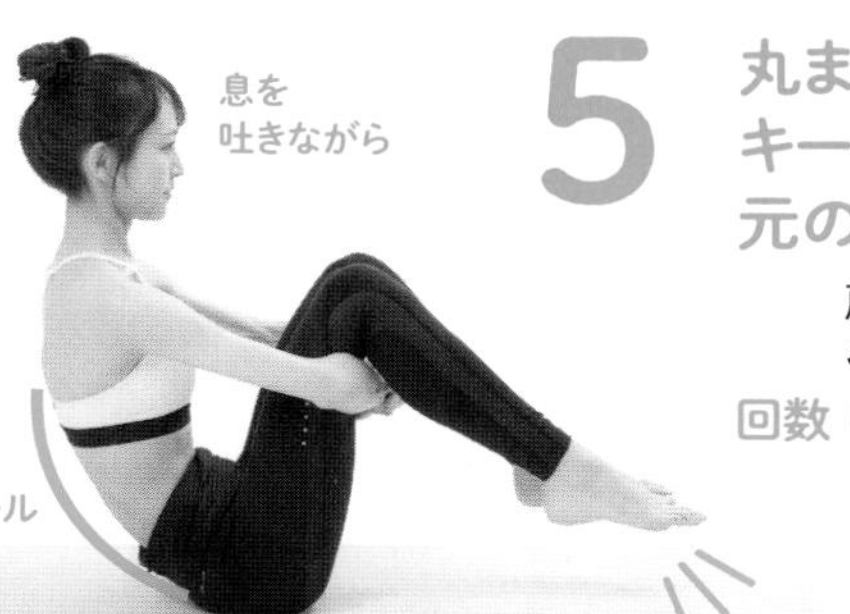

5
丸まった姿勢をキープして元の位置に戻る

戻った時に足裏は床につけないで
この動きを 10 回繰り返して 1 セット

回数：3 セット

くびれ作り！ サイドベンド

くびれを作るためにはまず体脂肪を減らすことが大前提ですが
引き締めたい部分に刺激を入れてあげることもポイント！
美しい姿勢を保つためにも腹斜筋を鍛えてみましょう。

1 横向きに寝て肩の下に肘をつく

上側の手は腰に当てて、
つま先は重ねる

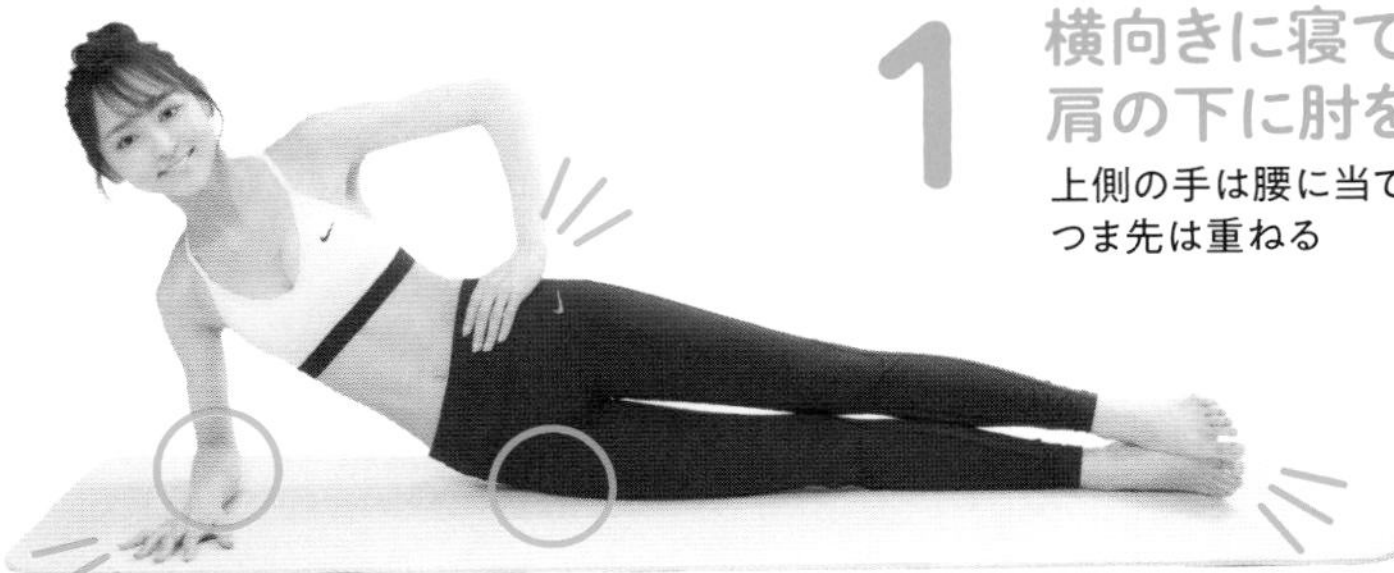

しっかり手を開いてつく

2 頭から足まで真っ直ぐのまま腰を床から持ち上げる

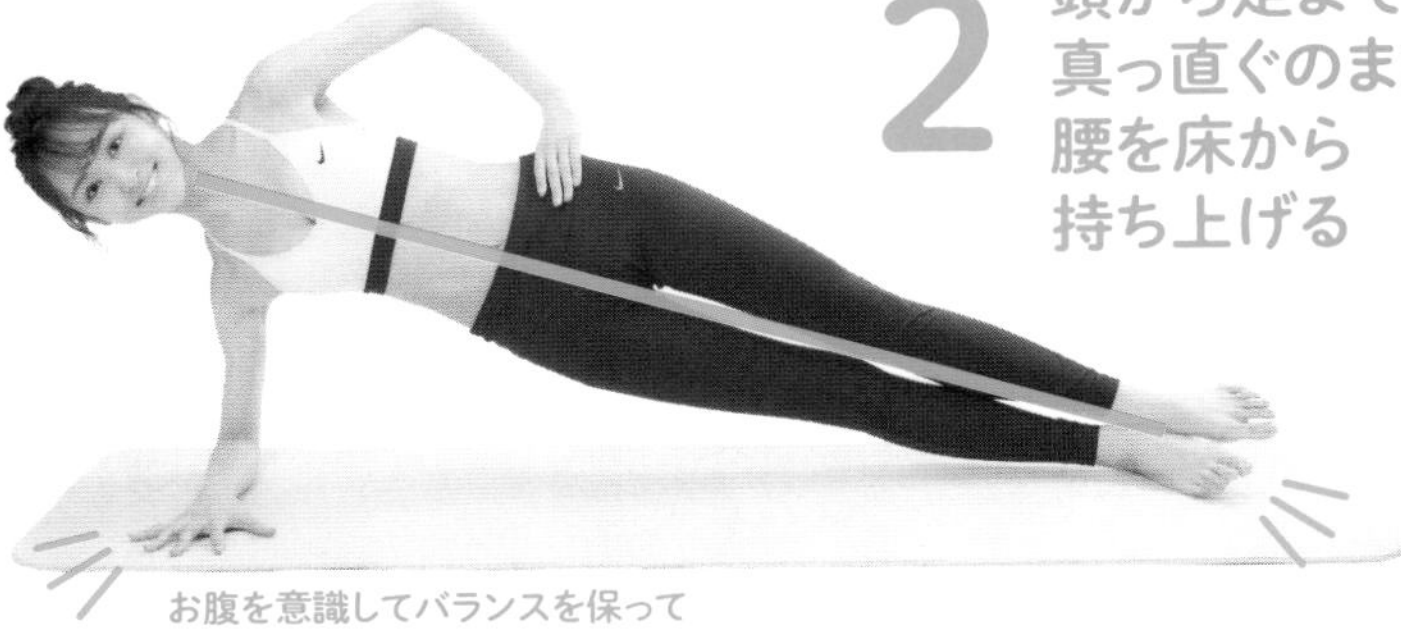

お腹を意識してバランスを保って

3 腰を地面ギリギリまで降ろして持ち上げる

10 回繰り返して 1 セット
回数：左右 3 セット

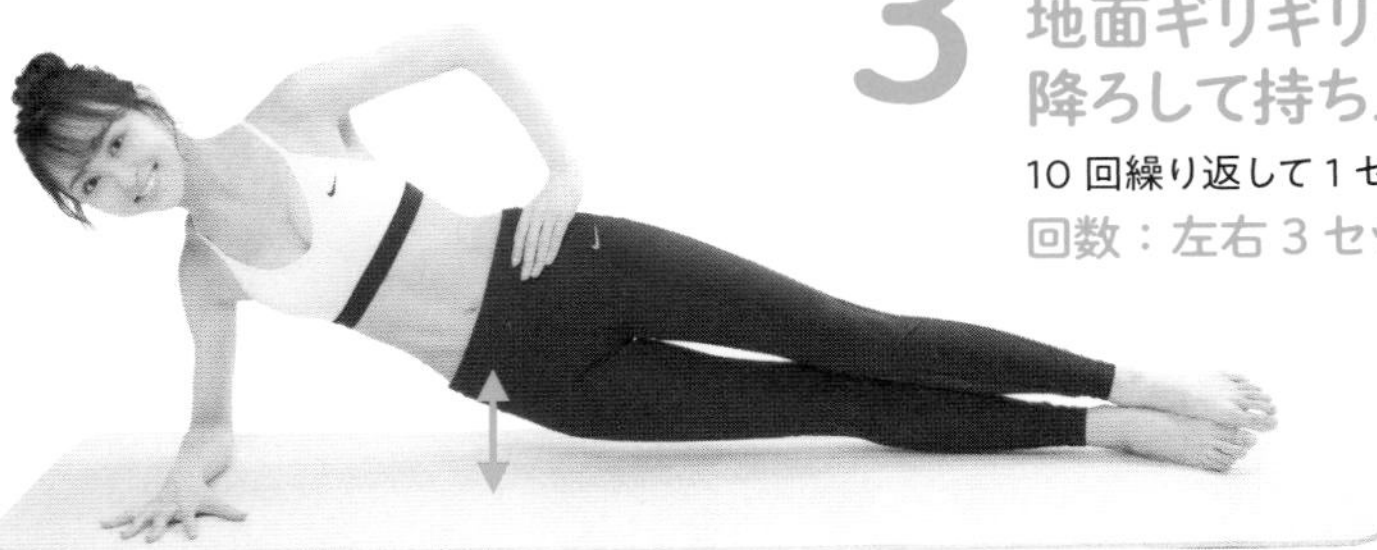

LEVEL UP!

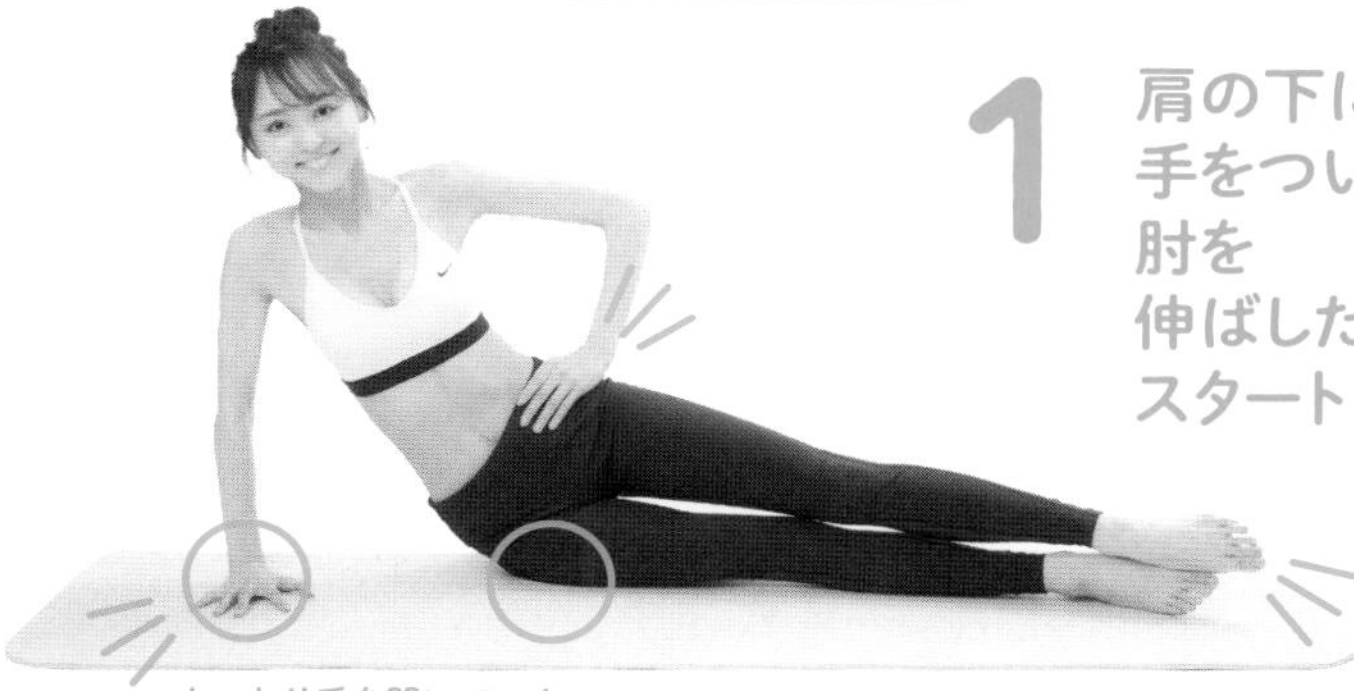

しっかり手を開いてつく

1 肩の下に手をついて肘を伸ばしたところからスタート！

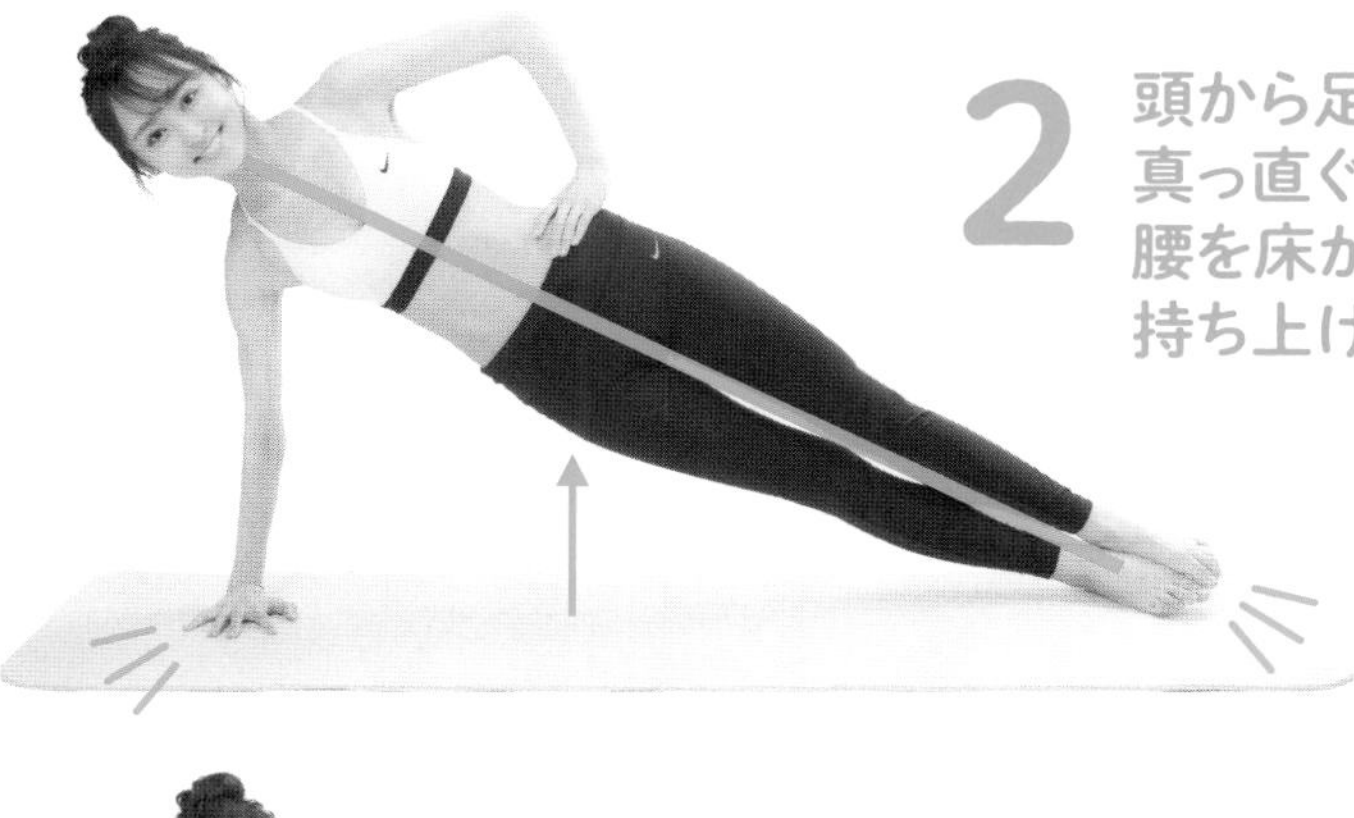

2 頭から足まで真っ直ぐのまま腰を床から持ち上げる

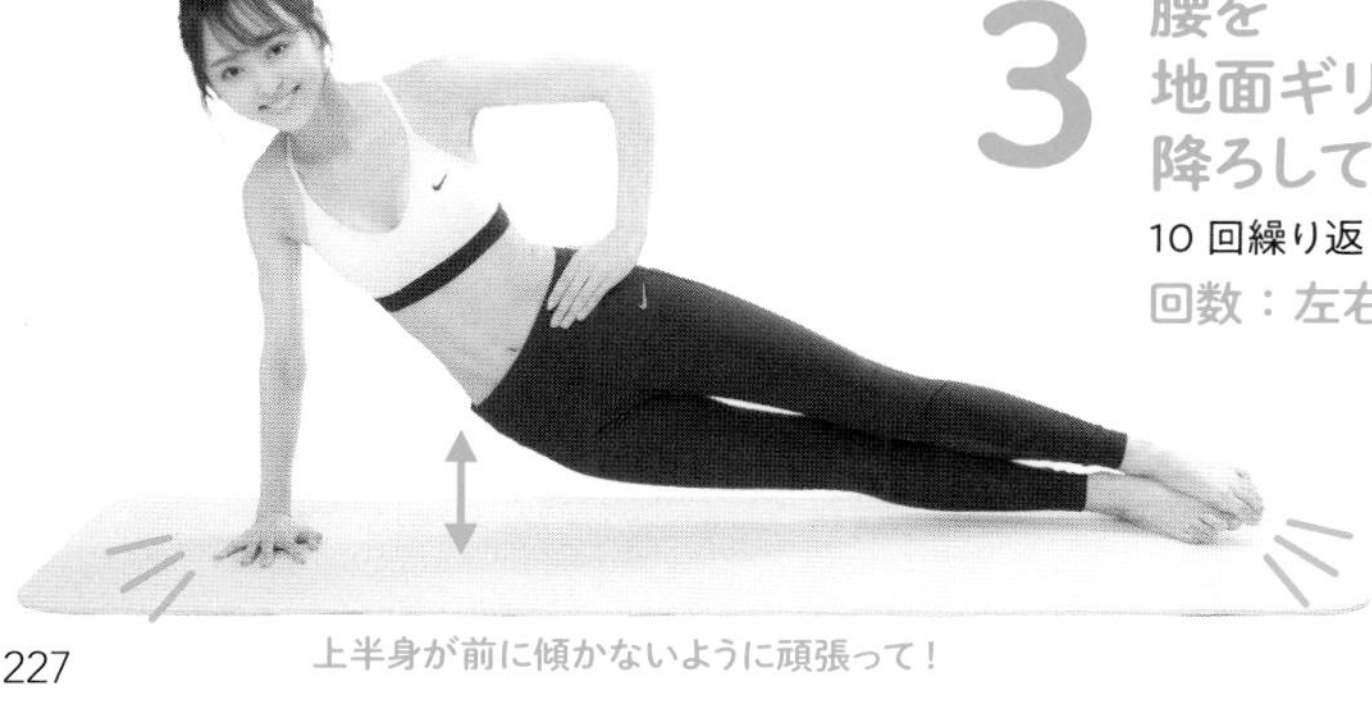

上半身が前に傾かないように頑張って！

3 腰を地面ギリギリまで降ろして持ち上げる

10 回繰り返して 1 セット

回数：左右 3 セット

おわりに

食べ物に関して「あれダメこれダメ」なルールを作ってしまうと、最初はできてもどうしてもストレスになってしまいます。過去の私は「我慢し続けられる自分はすごい！」と言い聞かせていたこともありますが、「適度に楽しむ」ができるようになったら、**食べることがすごく幸せに感じられるようになりました。**ダイエットを始めようとすると、どうしてもダメなもののリストを作ってしまいがちですが、そうではなく、ダイエットに大切なことや自分の生活の中でできることを見つけて、それを「意識」できるようにすることから始めるのも良いと思います。「ダイエット中だからダメ！」「太るから食べたらダメ！」と考えれば考えるほど、食べたくなってしまうのが人間です。たまにやらかしちゃう時があっても良い。楽しむ時

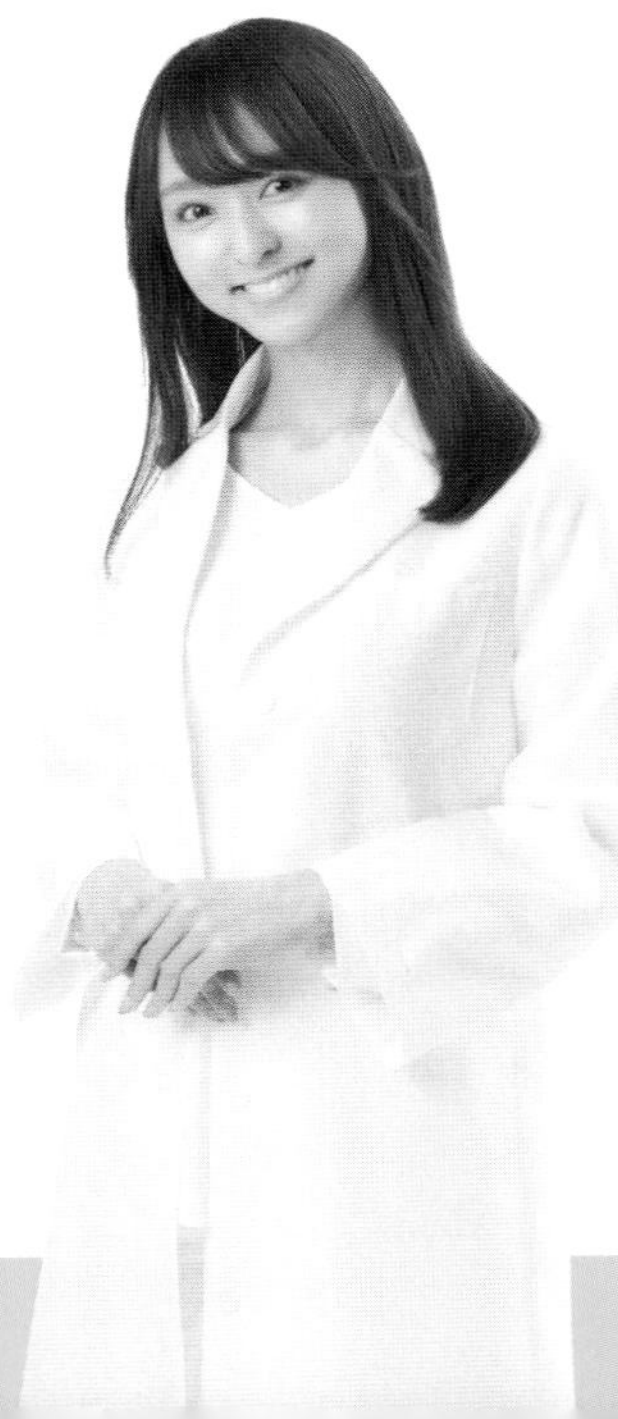

は楽しんで、その後しっかり立て直せば良い。たった1食2食で、激太りすることはありません！　ただ、メリハリと甘えは別物です。仕事のご褒美に、ストレス発散に……。スイーツ類やお酒などを食べたり飲んだりすることで生活にハリも出ますが、それをズルズルと日々の中で繰り返すのは、ただ理由づけをして食べていることになります。甘えが発生しないようにしつつ、たまに食べすぎても、「そんな時もあるよね！」で良いと思います。ダイエットのスピードは人それぞれ。スタートラインの体重、食習慣、活動量、年齢、生活リズムによって個人差はとても大きいです。あの人は1ヶ月でこんなに痩せたのに私はこんなちょっと……。もちろん見直す部分はあるかもしれませんが、人と比べるのは絶対にやめましょう！　人は人。自分は自分です。人と比べても自分を苦しめるだけで、なんのプラスにもなりません。自分のペースを理解し、そのペースで頑張れるものを見つけられた人が1番強いと思います！　例え1ヶ月で1キロしか痩せなかったとしても12ヶ月続けば1年で12キロです！　その1年続けた習慣は、きっとその後も継続しやすいものになっているはずです。

とは言っても、ダイエットは正直大変です。今までの食習慣をたった数日で変えるのは簡単なことではなく、特に最初の2週間はものすごく大変だと思います。でも、その2週間を乗り越えると、まず1つ目の大きな壁を超えられます。長い人生のたった2週間です！　最初は誰でも大変だと思いますが、大きく変わると書いて「大変」です。大変な分、大きく変われるチャンスと信じ、ダイエットは苦しいもの！　辛いもの！　ではなく、変化を楽しみながら大きく変わる期間にしてください！

理想の身体を目指すことはとても素晴らしいことだと思います！　でも「痩せることが人生の目標」にはしないでください。痩せていることが正義ではありません。痩せても幸せな人生を送れていなければ、私はそのダイエットが成功したとは言えないと思っています。

どんな時も自分を否定せず、肯定してあげることです。たとえダイエット中に食べ過ぎてしまったり、お酒を飲んでしまっても、決して自分を責めないこと！人間だからそんな時もあるよね！　で良いんです。「全てのことは必ずうまく行く！　everything perfect!」私はどんな時も、心でこの言葉を唱えるようにしています。身体は食べたものでできています。そして食べたものが身体に影響してくるのは早くても2ヶ月後くらいから。数日で身体が変わることはそれだけ負担も多いサインです。「身体を変えるには少なくとも2ヶ月は必要！」そう思って、日々の食事を丁寧に積み重ねてみてください。**「栄養」で、皆さんの未来が輝くことを願っています！**

2021年5月吉日

2ッ星栄養コンシェルジュ　西村紗也香

西村紗也香（Sayaka Nishimura）
2ッ星栄養コンシェルジュ。1989年10月14日生、神奈川県出身。2016ミス・ユニバース ジャパン第4位。ミス・ユニバース ジャパン出場経験から得たことを多くの方に伝えたいという想いから、2ッ星栄養コンシェルジュを取得。栄養セミナーやパーソナルの栄養コンサルティングを行っている。近くYouTubeチャンネル「さやかの美活LIFE」を開設予定。

@_sayakanishimura_（Instagram）
@_sayakadiet_（Twitter）
https://ameblo.jp/sayaka-bodymake/（Blog）

岩崎真宏（Masahiro Iwasaki）
管理栄養士／臨床検査技師／医学博士
一般社団法人 日本栄養コンシェルジュ協会 代表理事。
医学研究者、病院管理栄養士として国内外での研究・論文発表、学会賞受賞など多くの実績を持つ。健康管理や疾病予防、スポーツのための栄養サポートを提案し、多くの医療従事者や運動指導者と協力して質の高いヘルスケアサービスの開発と普及に取り組む。栄養を切り口とした多業種連携を行う。

ミス・ユニバース ジャパン ファイナリストが教える
究極のやせる食事術

2021年5月7日　第1刷発行

著者／西村紗也香
監修者／岩崎真宏（管理栄養士・医学博士）
写真／横井明彦
デザイン／篠田直樹 (bright light)
ヘアメイク／田中裕子
スタイリング／大瀧彩乃
編集／松本貴子

衣装協力／ドレリッチ　横浜店 045-294-9907
アクセサリー協力／アビステ 03-3401-7124

発行／株式会社産業編集センター
〒112-0011　東京都文京区千石4丁目39番17号
TEL 03-5395-6133 FAX 03-5395-5320

印刷・製本／萩原印刷株式会社

978-4-86311-296-4 C0077